もっとキレイにさらに健康

即効！
リンパマッサージ

理学博士　森柾秀美

ドロドロリンパをサラサラに！
心と体のコリをほぐす自分でできるエステマッサージ！

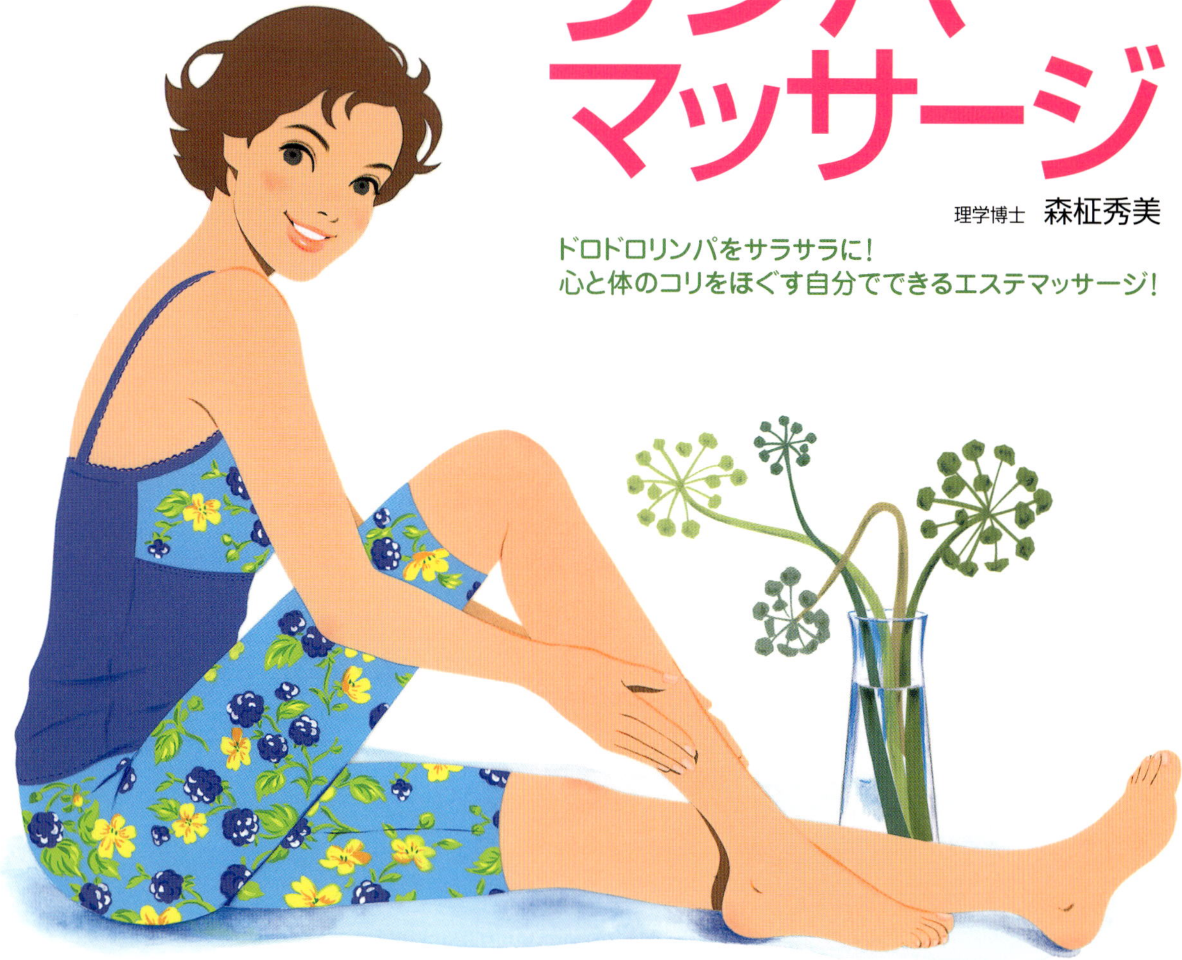

日本文芸社

INTRODUCTION

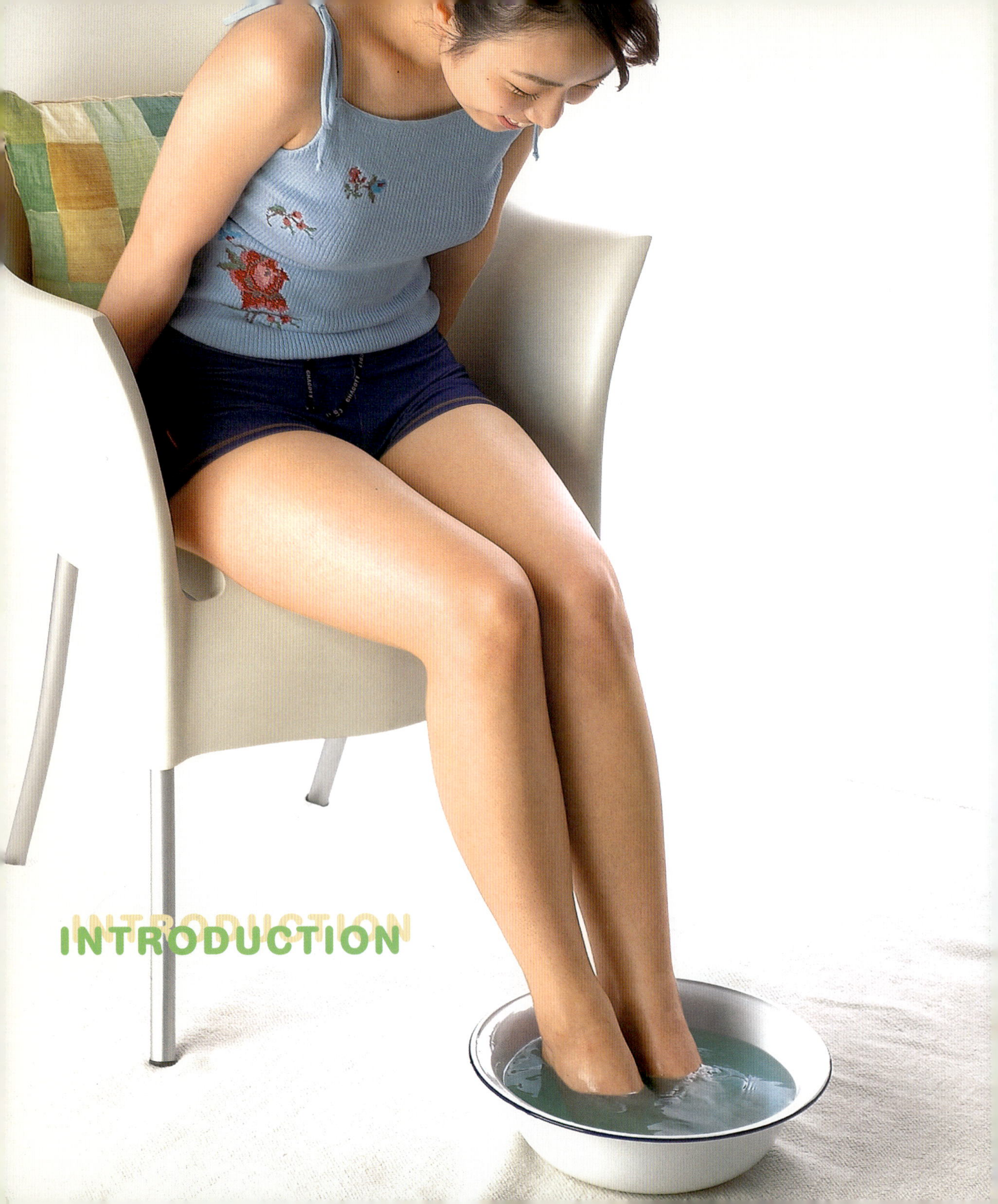

はじめに

自分の体、きちんとケアしてあげてますか？　偏《かたよ》った食生活や無理なダイエット、運動不足、難しい人間関係や将来への不安感……。いまの時代、心にも体にも負担がかかり、不調をきたしてしまいがちです。しかし、忙しい日々に追われて、体からのSOSに鈍感になっている人が多いように感じます。

“心身一如”という言葉がありますが、心と体は密接に関係しているものです。ストレスがたまれば体に悪い影響が及びますし、体の調子が悪ければ心も元気をなくしてしまいます。また、健康でなければほんとうの美しさは手に入りません。無理をしては、キレイなボディラインや肌からは遠ざかるばかりです。

体の不調や美容上の悩みが現われたら、ゆっくり心身を休め、体の内側からケアすることが大切です。ほんの少し気づかってあげるだけで心と体は変わっていきます。リンパマッサージは、そうした現代人特有のストレスやコリをほぐしてくれるもの。リラックスや心の余裕を取り戻し、体も元気になってどんどん美しさを増していくのです。

そのために、エステやスパに行くのは大賛成。でも、時間やお金の問題などで足を運ぶのが難しい場合もありますよね。たくさんの人が自分で手軽にリンパマッサージができるようになったら、どんなにいいだろう……、そんな思いからこの本ができました。

体にやさしく触れ、自分の心と体をいたわってあげてください。そして、あなたの手のぬくもりでパートナーを癒《いや》してあげましょう。多くの人たちが元気やキレイを取り戻して、よりいっそう充実した生活がおくれるように願っています。

contents

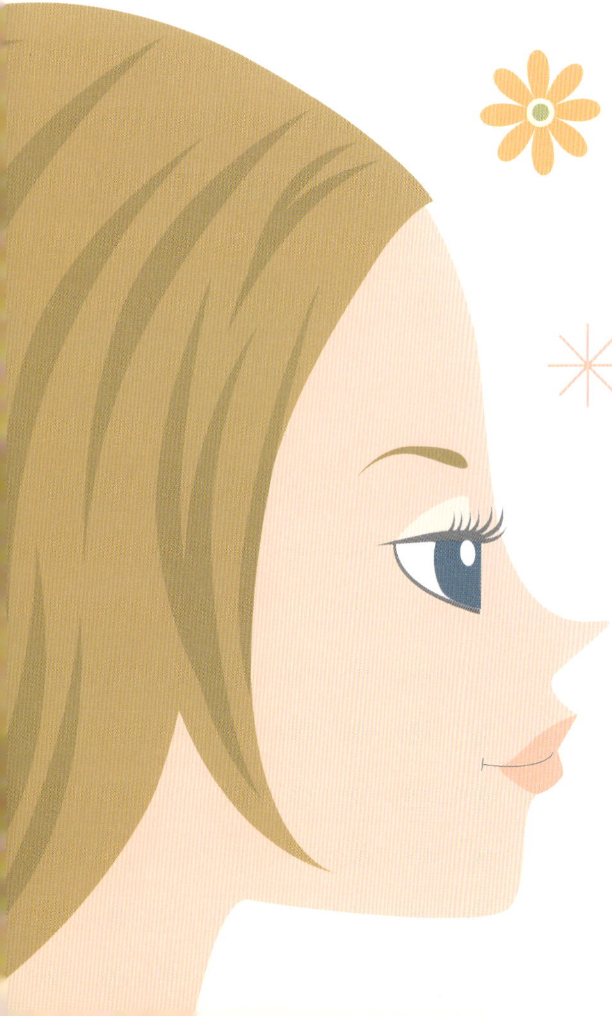

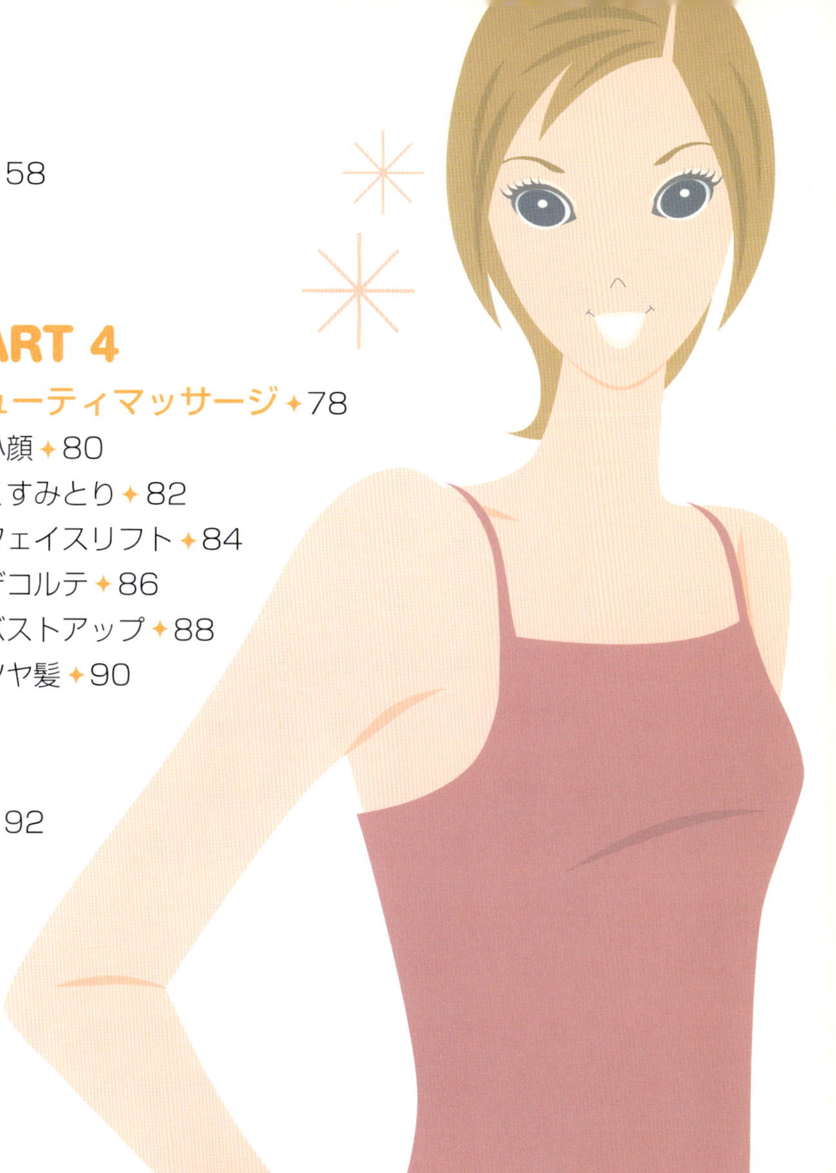

PART 3

PART 4

PART 5

MODEL

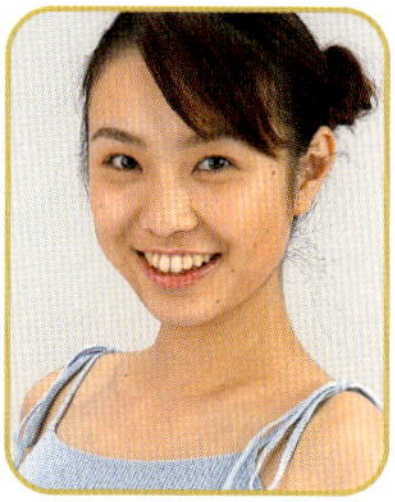

高林愛（マグネット）

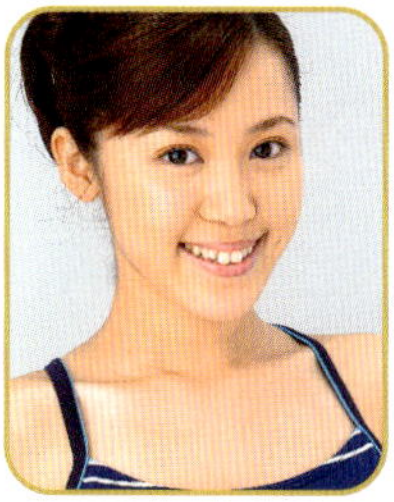

三原香里
（株式会社フィット・モデル事業部）

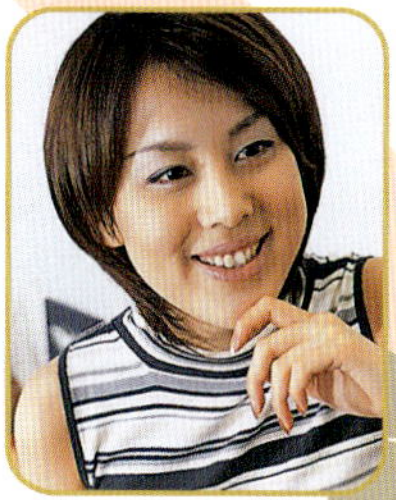

深沢うつぎ

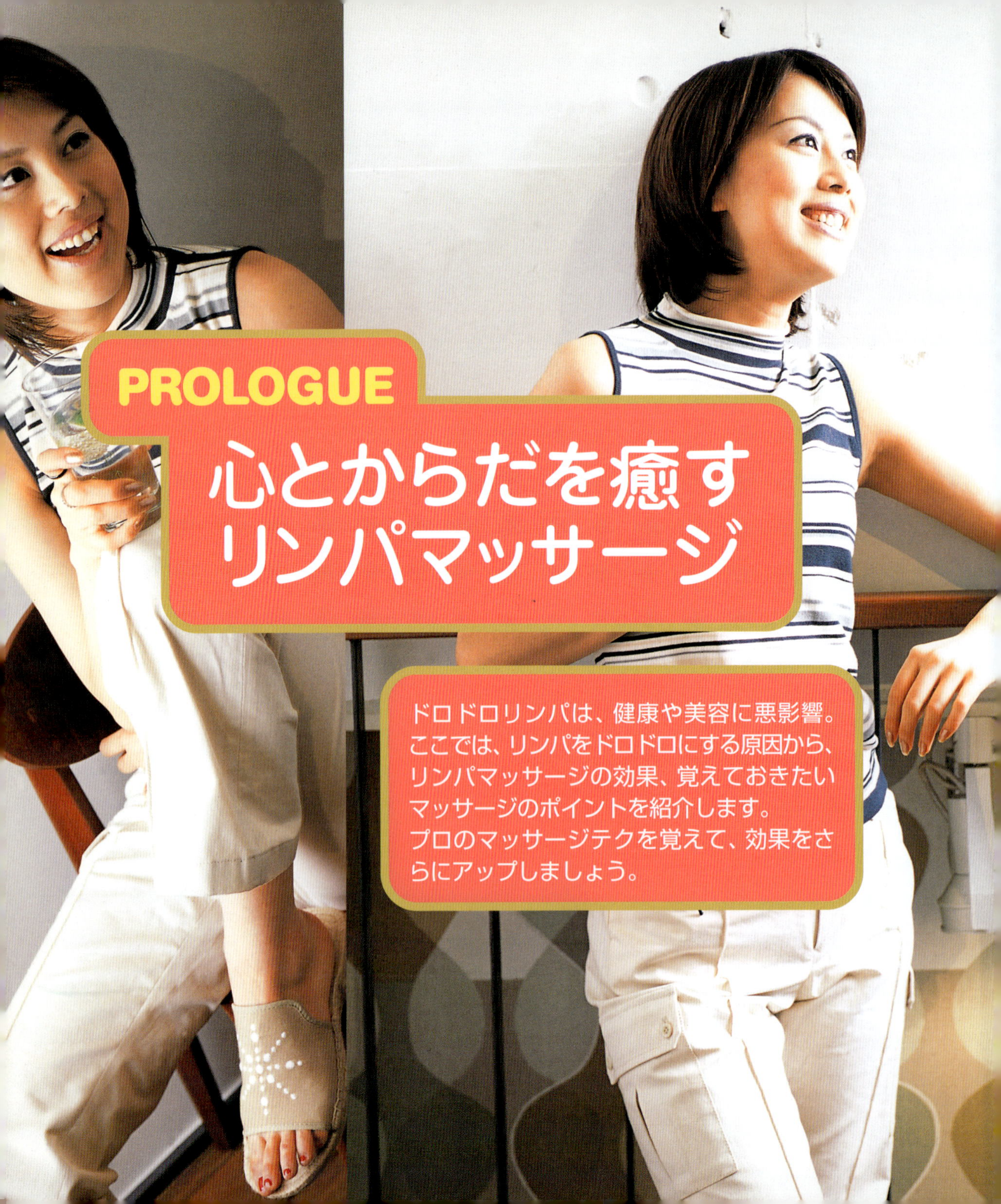

PROLOGUE

心とからだを癒す リンパマッサージ

ドロドロリンパは、健康や美容に悪影響。ここでは、リンパをドロドロにする原因から、リンパマッサージの効果、覚えておきたいマッサージのポイントを紹介します。プロのマッサージテクを覚えて、効果をさらにアップしましょう。

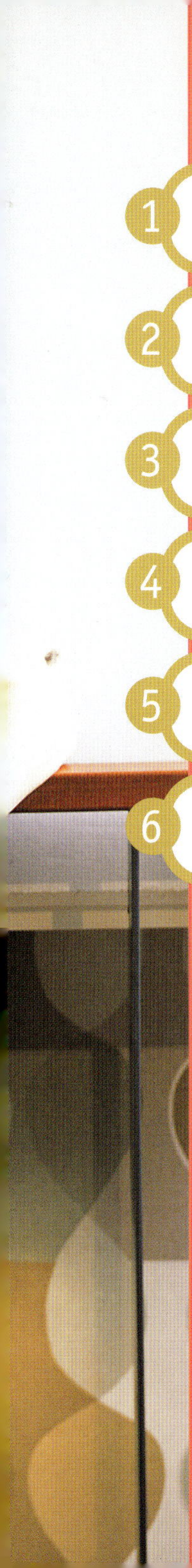

check!

あなたはドロドロリンパ？ ―基本編―

1. バスタブにはあまり浸からない
2. 不規則な生活をおくっている
3. いつも睡眠時間が足りないと感じる
4. 1日合計30分も歩いていない
5. 仕事はデスクワークが中心
6. 休みの日はゴロゴロしていることが多い
7. 汗をかきにくい、またはトイレに行く回数が少ない
8. 肩や首が凝っている
9. 冷え性または基礎体温が36度以下だ
10. 太ももの肉をつまむと、オレンジの皮のようにデコボコしている
11. 昔より太りやすくなった
12. むくみやすい（内くるぶしから指4本上を親指で5秒押したあと、指を離してもしばらくへこんでいる）
13. 物事をクヨクヨ考えがちだ
14. 悩み事を抱えている
15. 自分なりのストレス解消法というものはとくにない
16. 無趣味だ
17. 最近、何もやる気が起きない
18. 濃い味付けが好き

1～6にチェックが多かった人

生活習慣に問題アリ。リンパを滞《とどこお》らせるような生活をおくっているといえます。なかなか疲れがとれないのではありませんか？　まずはPart 1「からだの悩み解消マッサージ」をチェックしてみましょう。

7～12にチェックが多かった人

体にはすでに“ドロドロリンパ”の徴候が出ているようです。チェック数が多い人ほど代《たい》謝《しゃ》が悪くなっており、体調はもちろん、ダイエットするにも美しさを保つためにもよくない状態といえそう。どのマッサージから始めるか迷った人は、最初にPart 2「女性の悩み改善マッサージ」のチェックを。

13～18にチェックが多かった人

性格や嗜《し》好《こう》的に、リンパが滞りやすい傾向にあります。ストレスもたまりやすく、積極的にリラックスタイムを設ける必要がありそう。Part 5「ヒーリングマッサージ」は要チェックです。

リンパマッサージでもっと**元気**になる！

ドロドロリンパになっていませんか？

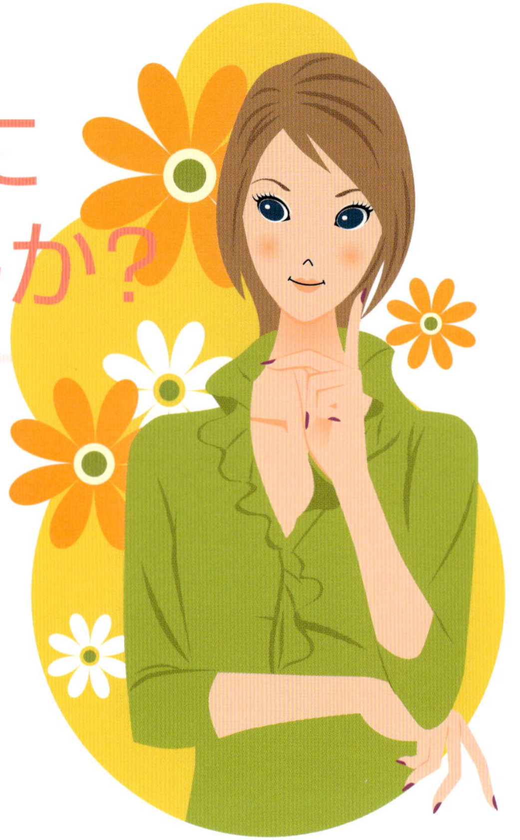

「リンパ、ドロドロ、どういうこと？」…なんとなく聞いたことがあったとしても、リンパについては、あまり知られていないのが現状でしょう。まずは、リンパについて少しだけお勉強。

　体には“リンパ管”という管が、網の目状に全身に走っていて、そのなかを“リンパ液（リンパ）”が流れています。このリンパ液は、血管から濾《こ》し出された体液で、細胞が出した老廃物などを回収して運搬。リンパ管の中継点となる“リンパ節”で、老廃物などを濾過《ろか》しながら、最終的に静脈に戻っていきます。

　このリンパの“管”と“液”、“節”などをまとめてリンパ系といい、体が不要としているものを浄化して運び出す、排水施設のような働きをしています。

　このようにリンパは重要な役割を果たしているにも関わらず、じつは流れが滞《とどこお》って、体内にたまりやすいのです！　というのも、リンパにはポンプ機能がないため。

　血液は心臓がポンプの役目を果たして押し出されますが、リンパには心臓に当たるものがありません。そのため、筋肉が動くときや近くの血液が押し出されるときの圧力に頼りながら、流れているのです。

　そんな他力本願な状態なのに、運動不足、冷え性やストレスによる血行不良など、現代は、リンパを押し出す力を弱めるようなことばかり。

　おまけに、リンパはいわば体内の水。水は動かなくなると、汚いものを抱え込み、どんどん大きな分子になってドロドロになっていきます。そして、いっそう流れが悪くなり、体内に不要なものが滞留。体にさまざまなトラブルが出てくるのです。

　いまある体の悩みは、もしかしたらドロドロリンパが一因かもしれません。あなたは大丈夫？

リンパの働き

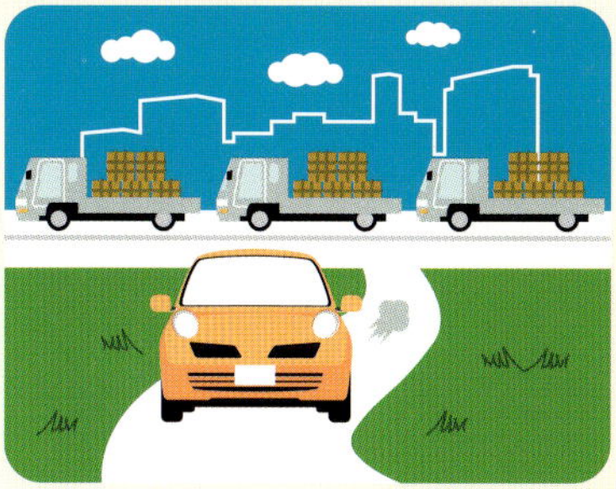

老廃物を運搬　老廃物とは代謝《たいしゃ》の産物で、細胞が栄養や酸素を取り込んでエネルギーをつくりだすときに、水などと一緒に排出されます。これらは最初に静脈に取り込まれるのですが、全部は請け負いきれません。そこでリンパが、あふれた分の老廃物などを引き受けて、静脈に代わって運搬。キレイな状態にしながら、再び静脈に戻します。いわば、リンパ管は渋滞道路の抜け道のようなもの。

免疫《めんえき》機能　もうひとつ大切なものとして、細菌などを退治し、体を病気から守る働きがあります。リンパ節がフィルター機能を果たし、老廃物や細菌を濾《こ》し取り、全身に細菌が回って、風邪をひいたり、病気にならないようにしているのです。

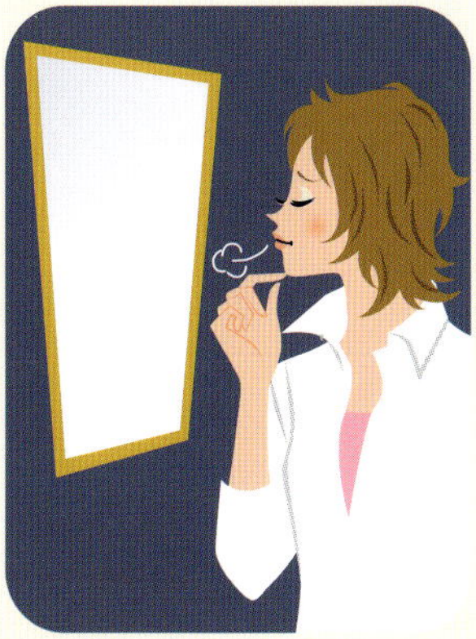

リンパが滞ると……

体内に余分な水分がたまる　抜け道まで渋滞しているとしたら、そこに留まっているしかありません。リンパ管に入っていけない体液は細胞の間にたまり、むくみとして現われます。さらに、水の重さで下へ下へと垂れ下がろうとし、その結果、ボディラインのくずれを招くことも。

老廃物や細菌で、体液が汚れてドロドロに　リンパ液が体内に留まるということは、老廃物や細菌などのいわば“毒素”もたまるということ。風邪をひきやすくなったり、肌の調子が悪くなります。また、老廃物のなかには疲労物質も含まれているので、疲れやだるさ、肩や首のコリなどが、なかなか解消されません。ドロドロリンパはセルライトをつくる原因にも。

リンパが滞る原因

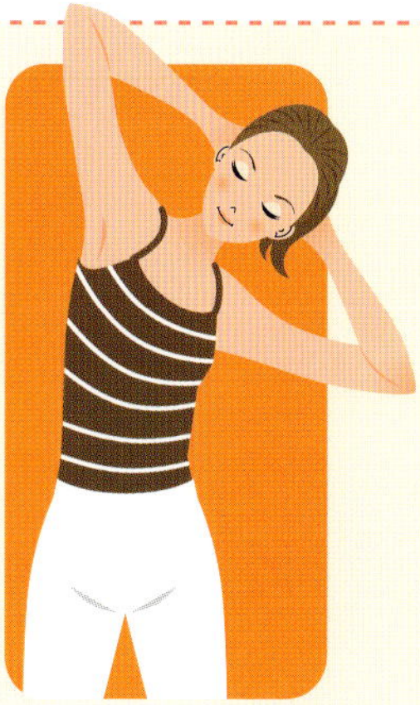

運動不足　筋肉を動かせば、血液やリンパ液を押し出すポンプの力が働きますが、運動しないでいると、リンパ管に圧力がかからず、流れが悪くなります。

冷え性や低体温　体の温度が低いということは、血液の循環が悪い証拠。
血流の力に頼って流れているリンパ液も、当然、流れが悪化します。

ストレス　血液の流れをコントロールしている自律神経は、ストレスの影響を受けやすい場所。ストレスによって血管は収縮、筋肉も緊張し、リンパが流れにくくなります。

そのほか、**汗をかかない、トイレに行く頻度が少ない、塩分の取りすぎ、加齢**なども、リンパが滞る原因になります。

リンパマッサージで不快症状を解消!

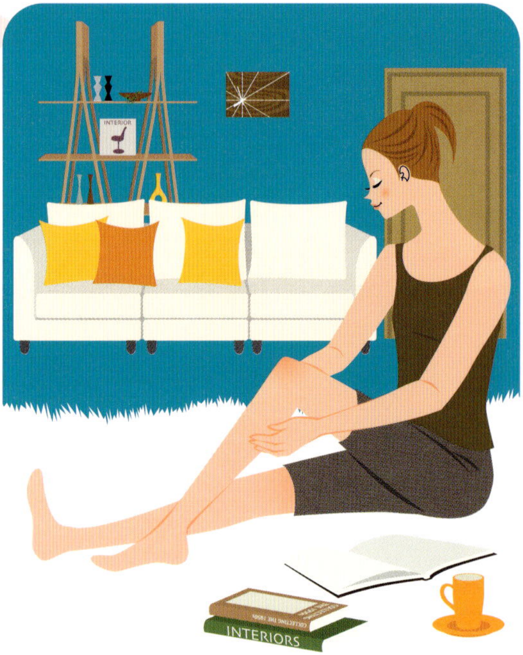

ドロドロのリンパは、むくみや疲労、肩や首のコリなど、さまざまな不快症状を引き起こします。サラサラのリンパにすることで、いま抱えている症状は解消できるのです。

そこで登場するのがリンパマッサージ。リンパの流れに沿ってマッサージすることで、リンパの滞留を解消し、スムーズな流れをつくります。リンパを押し出す力が弱まっているのなら、流れを促す力を少し加えてあげればいいわけです。

また、ドロドロリンパは、水の分子が手をつないで大きくなり、動きにくい状態なので、振動を与えて分断すれば流れやすくなります。

たとえるなら、リンパマッサージは、止まっている洗濯機を効率的に動かすようなもの。体重の約16%を占め、およそ10リットルにもなるというリンパ液は、マッサージによって、グルグルと体の中を回りはじめ、体内の汚れを洗い流してくれるのです。

その効果から、リンパマッサージはリンパドレナージュ（排出）とも呼ばれ、本場フランスなどでは医学分野における理学療法のひとつとして行なわれているほど。美容分野でも幅広く取り入れられています。

それだけではありません。リンパマッサージは、心にもいい影響を与えてくれます。水は感情を内包しやすいもので、ドロドロリンパはドロドロの感情をつくりますが、サラサラになって体がラクになれば、心もラクになるのです。

リンパマッサージは、やさしく、ゆっくり行ないます。難しい技術も力もいりません。体と心のケアにはうってつけです。

リンパマッサージで驚きの効果が！

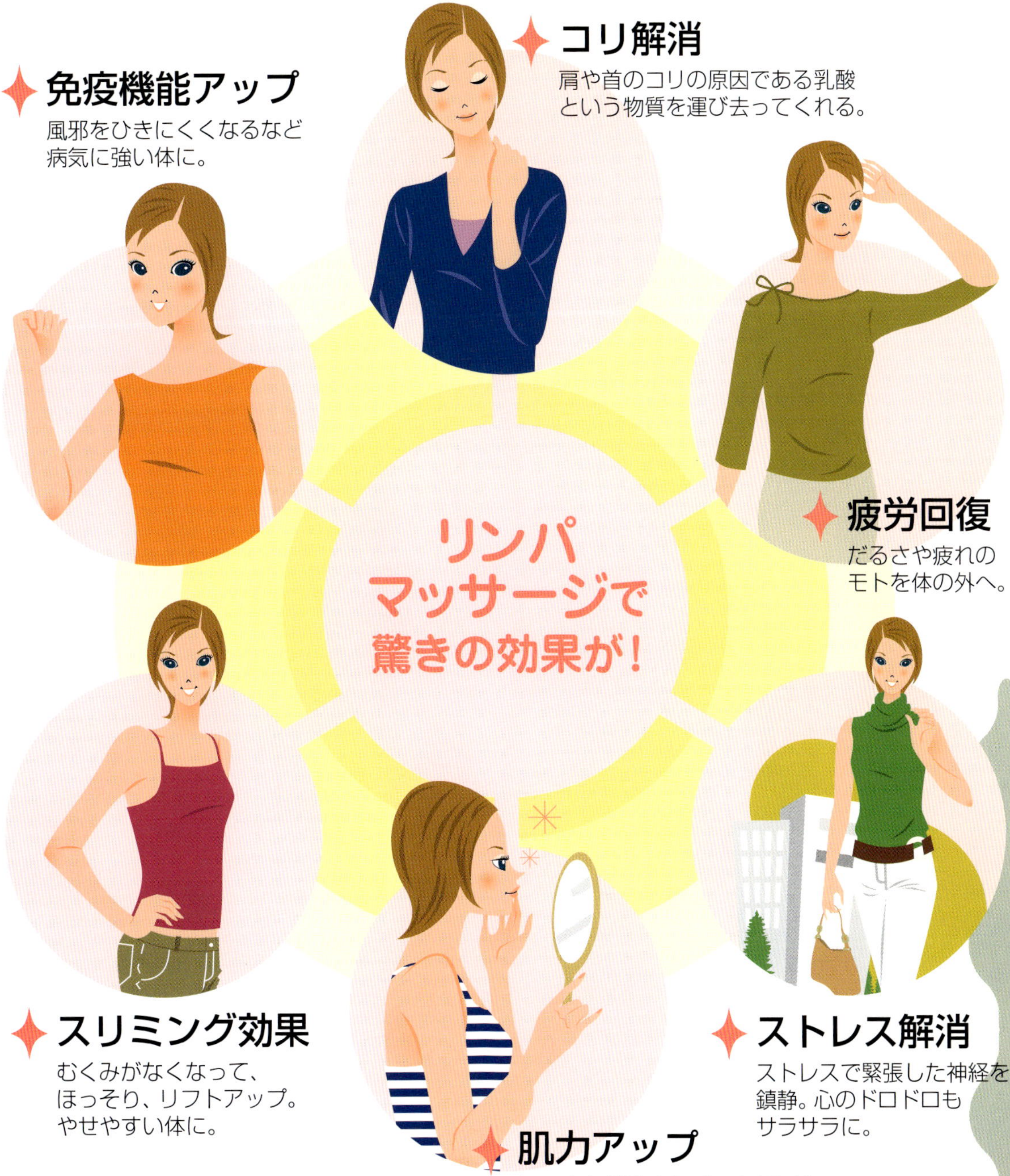

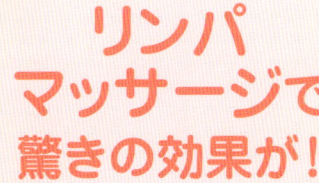

免疫機能アップ
風邪をひきにくくなるなど
病気に強い体に。

コリ解消
肩や首のコリの原因である乳酸
という物質を運び去ってくれる。

疲労回復
だるさや疲れの
モトを体の外へ。

スリミング効果
むくみがなくなって、
ほっそり、リフトアップ。
やせやすい体に。

肌力アップ
汚い水を排除すれば、くすみが
消えて透明感が！　肌あれや
乾燥肌などの肌トラブルも解消。

ストレス解消
ストレスで緊張した神経を
鎮静。心のドロドロも
サラサラに。

リンパマッサージでキレイになる!

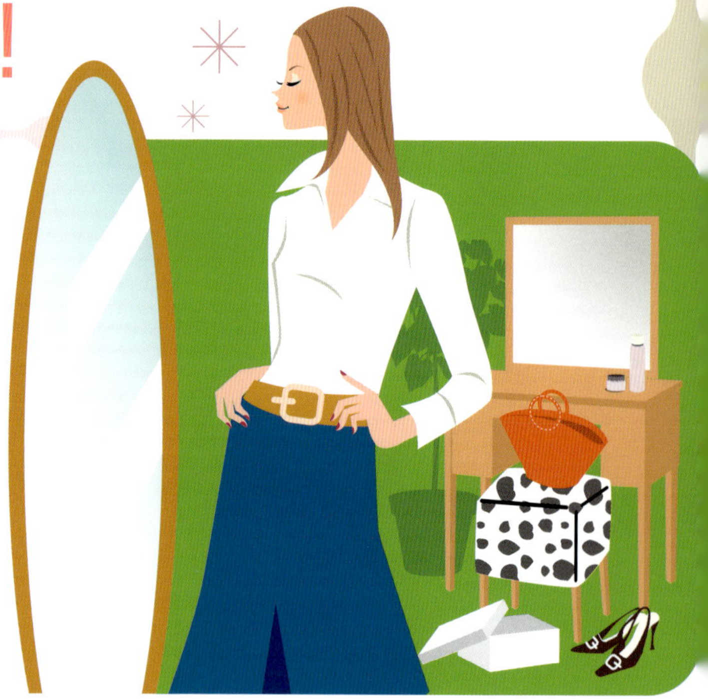

リンパマッサージによる美容効果は、かなりのものです。右の写真を見てみましょう。リンパマッサージ後は、フェイスラインやボディラインがすっきりと細くなり、リフトアップしている部分もあります。たった１回のマッサージでも、体は変わっていくのです！

これはマッサージによって、細胞の間に留まっていたリンパ液が流れ、その分、細くなっているということ。余分なリンパの重みがとれた結果、下垂していた部分が上がるのです。

体にはホメオスターシスといって体を一定に保とうとする恒常性があり、リンパの流れをよくしていれば、その細さと位置が定着。キレイなボディラインに近づいていきます。

また、見栄えの悪いボコボコ肌のセルライトを防止する効果も。セルライトは、脂肪細胞にリンパ液や老廃物がからみついて固まるとできるもので、リンパを流していれば、セルライトはできにくくなります。

さらに、リンパがスムーズに流れて循環がよくなると、体温が上昇。その結果、２つのキレイにいいことが起こります。

ひとつめは、代謝がよくなって、やせやすくなること。体温が１度上がると、基礎代謝は13%アップするといいます。基礎代謝が上がれば、いまよりエネルギーの消費量が増えるのでダイエット効果もアップ！

２つめは、ホルモンのバランスがよくなって、肌の美しさやハリがもたらされること。リンパ排出との相乗効果で、トラブル肌や小じわが解消されたり、肌に透明感が出るなど、美肌効果も抜群です。

リンパマッサージで手に入る、いろいろな“キレイ”。リンパをサラサラにして、どんどん自分の体を磨いていきましょう！

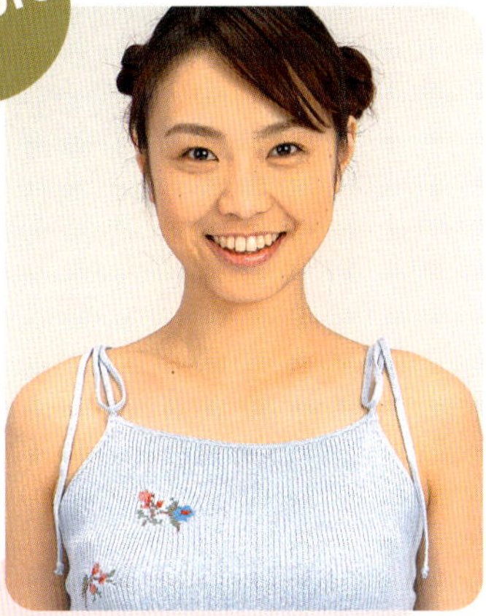

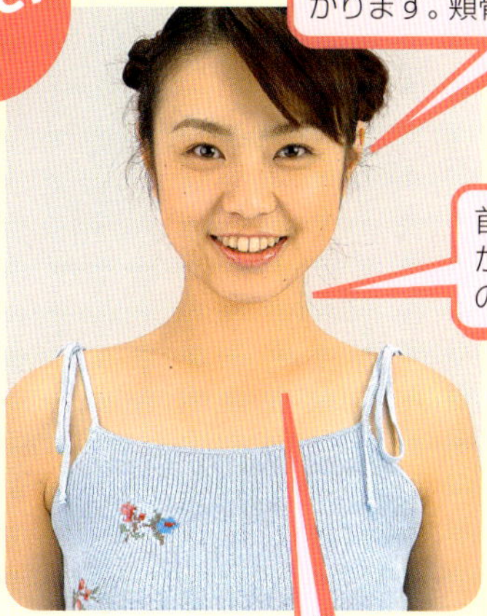

顔の幅とフェイスラインを比べると、顔が小さくなっているのがわかります。頬骨の位置もアップ。

首が細くなり、アゴから肩のラインまでの長さも出ています。

斜めに上がっていた鎖骨が下がり、前よりデコルテの理想型に近づいています。肩と二の腕のラインもスッキリ。

スリミングとビューティに即効性アリ！

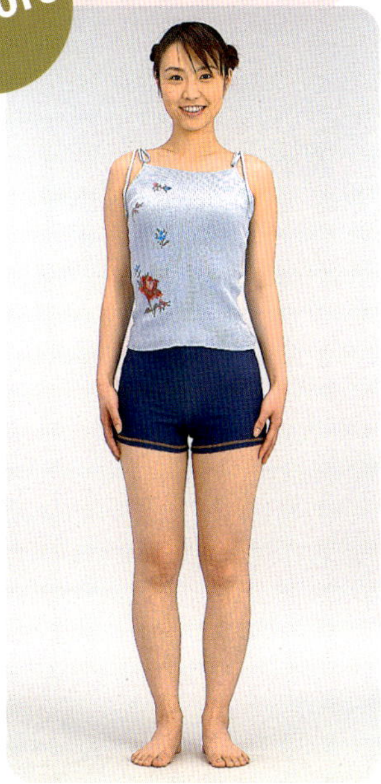

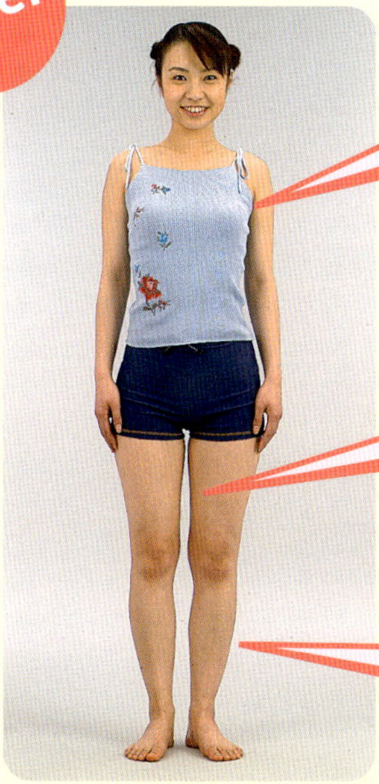

バストのトップの位置がアップ

内もものラインがえぐれて、太ももの隙間が大きくなっているのがわかります。

ふくらはぎの一番太い部分が上に上がって、足首も細くなったため、ほっそりしたひざ下に。

リンパマッサージでもっと快適になる!

マッサージのポイント リンパ節ガイド

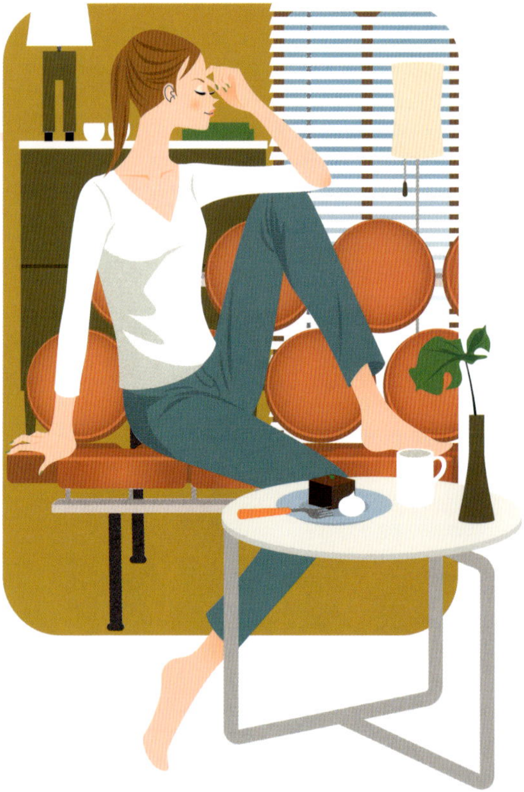

リンパマッサージは、リンパの流れに沿ってマッサージするもの。しかし、体中に網の目のように走っているリンパ管の位置を把握するのは無理ですし、そんなことをする必要もありません。

大切なのは、どこに向かってリンパを流せばいいのかを知っておくこと。その際の目印となるのが、リンパ節になります。

リンパ管は、細いリンパ管が途中で合流してより太い管になりながら、最終的に鎖骨《さこつ》へ到着し、静脈につながります。その要所要所にあるのがリンパ節です。

リンパ節にはフィルター機能があり、老廃物などを濾過《ろか》していますが、リンパ節に入るリンパ管の数より、出ていくリンパ管のほうが少ないのです。つまり、リンパ節は、幹線道路へ出る交差点のようなもの。

リンパ節に向かって、リンパ液を流し込むようにマッサージすれば、そこからより太いリンパ管へと流れ出していきます。“リンパ節に向かってさする”。これがリンパマッサージの大基本なのです。

また、フィルター機能という重要な役割をもつリンパ節は、細菌や老廃物などの残骸がたまって、詰まりやすい部分でもあります。交差点が渋滞すれば当然流れが悪化。リンパ節自体をマッサージしてあげることも必要になってきます。

リンパ節の場所を覚えておくだけで、マッサージは断然行ないやすくなります。リンパ節の数は全身に約800個もありますが、そのなかでもとくに重要なリンパ節は、たったの5ヵ所。右の図でチェックして、ぜひ覚えておきましょう。

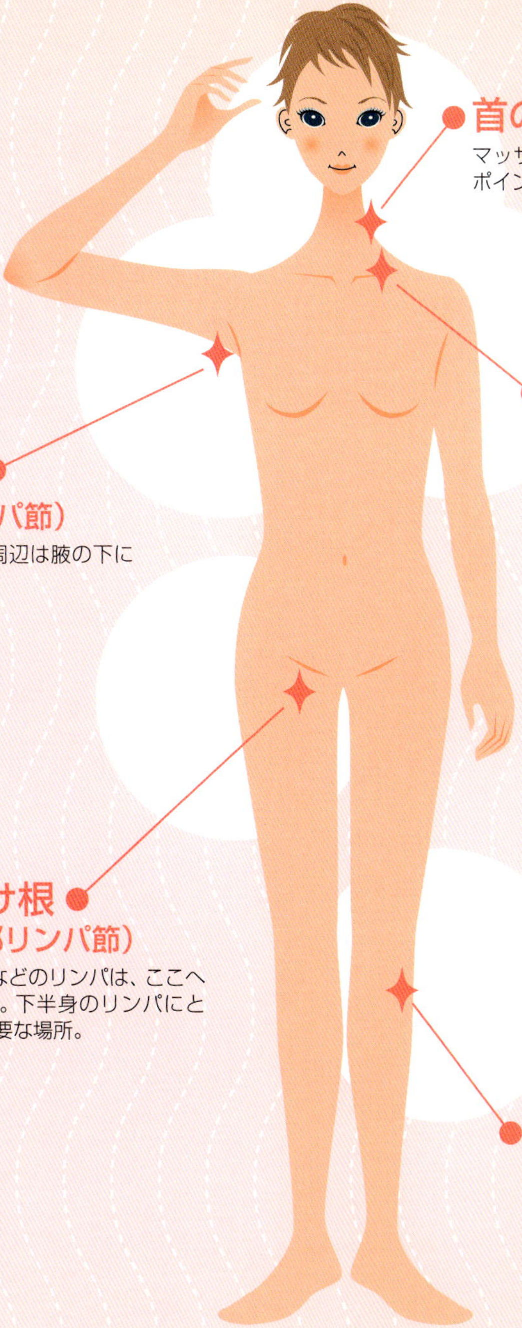

首の付け根（頸《けい》リンパ節）

マッサージの際には、首の後ろのくぼみがポイントに。ここから下へ流していく。

鎖骨《さこつ》（鎖骨リンパ節）

左側の鎖骨付近は、静脈につながっている場所。最終的に、すべてのリンパはここに流れ込む。ちなみに、そのあとは静脈から腎臓へ行き、尿として排泄される。

腋《わき》の下（腋窩《えきか》リンパ節）

腕やデコルテ周辺は腋の下に向かって流す。

脚の付け根（そけい部リンパ節）

脚や腹部、腰などのリンパは、ここへ流すのが基本。下半身のリンパにとって非常に重要な場所。

ひざ裏（膝窩《しっか》リンパ節）

ひざ下のリンパは、そけい部リンパ節に行く前に、まずここへ。

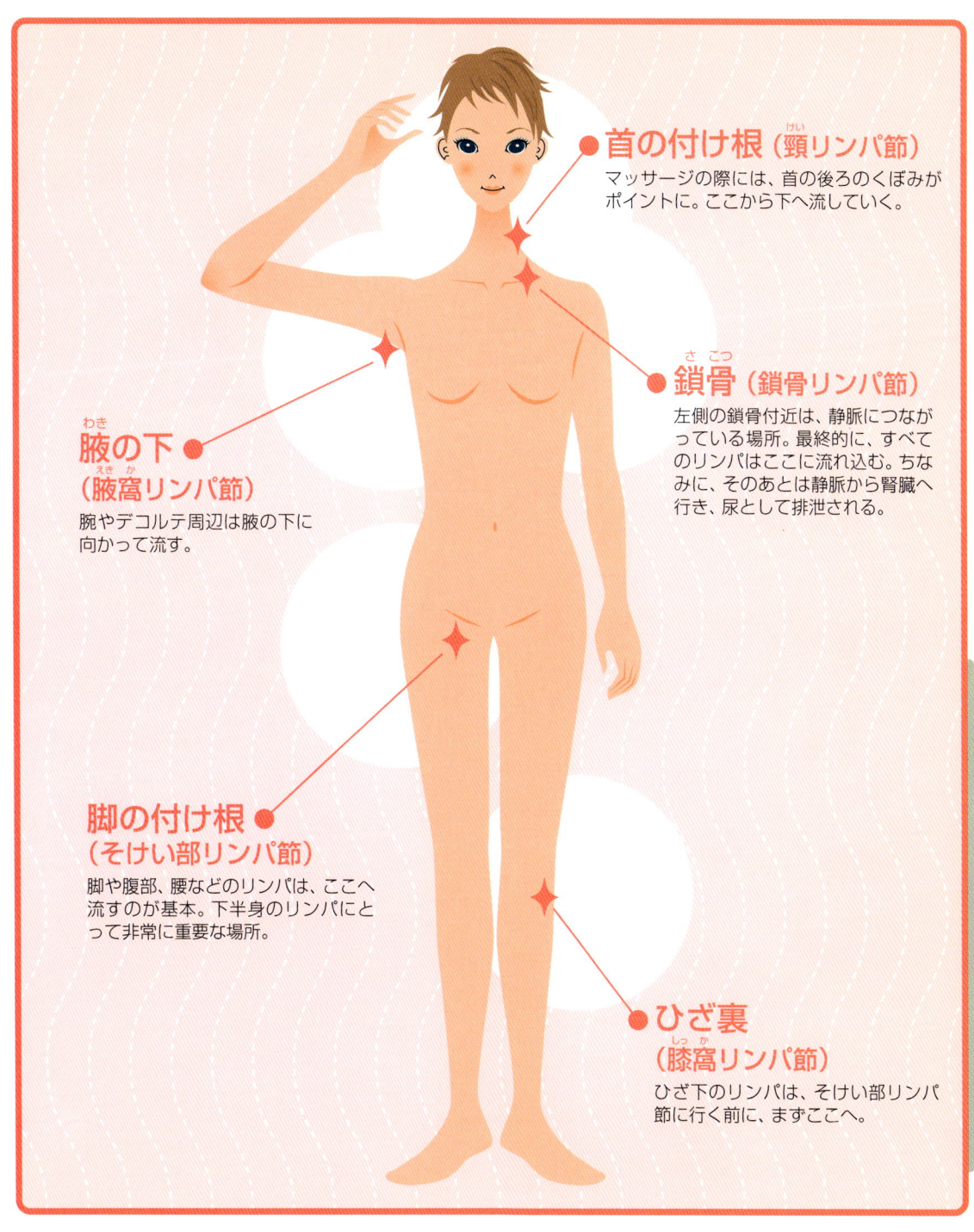

エステの先生
直伝！

マッサージテクニックをマスターしよう！

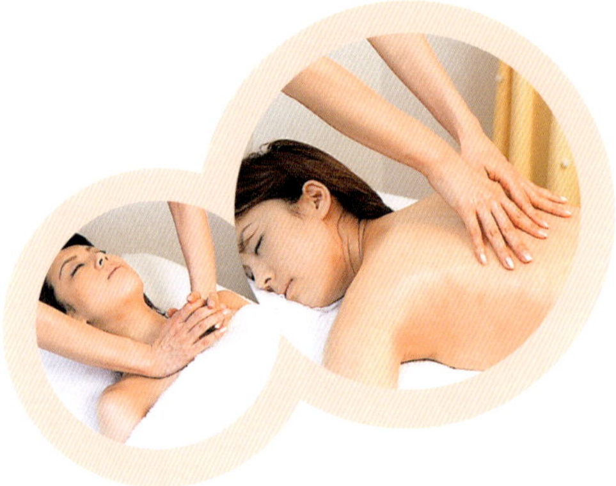

マッサージの際は、部位や強さ、求める効果の違いなどにより、いくつかの「手技」をつかいます。基本的な知識や、やり方のコツを押さえておけば、マッサージの効果はグンとアップ！　代表的なものを6つ紹介します。ぜひ覚えておきましょう。

✦ tech 1 ✦✦✦✦✦✦✦✦

ポンパージュ

リンパ節に詰まった老廃物などを押し出して、リンパ液を流れやすくします。リンパ節は、たくさんのリンパ管が集まってくる合流ポイント。ここの“渋滞”を解消しないと、リンパ液はスムーズに流れません。

やり方　リンパ節をポンプするように圧迫と弛緩《しかん》を５～７回繰り返します。３つ数えて押し、３つ数えて戻すのが基本。戻すときのほうをゆっくりめに。指を肌から離さず、弾力をもたせるようにして。

ポイント　強く押すとリンパ節などが炎症を起こしてしまう場合があるので、やさしく押して。「痛いけど気持ちいい」はやりすぎです。

指先で

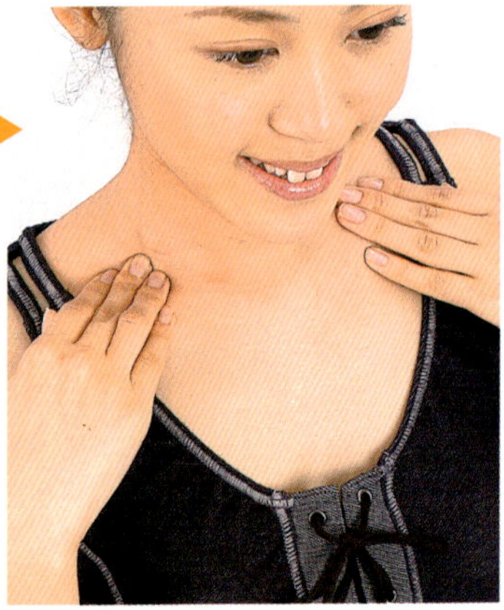

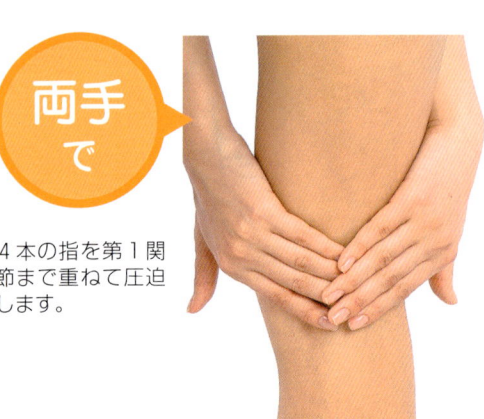

指の腹をつかって押しましょう。指をきっちりそろえるのが基本。

両手で

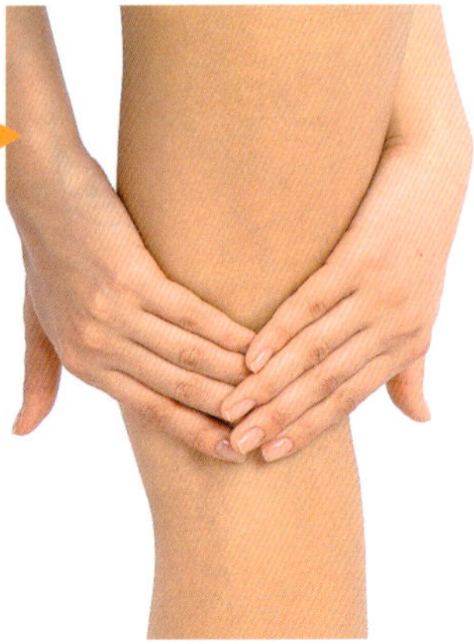

４本の指を第１関節まで重ねて圧迫します。

tech 2

ドレナージュ

リンパマッサージのメインの手技で、
リンパ液の流れを促進するものです。
全身につかいます。

やり方　手のひらや指などを肌に密着させて、なでるようにさすります。近くのリンパ節に向かってリンパ液を流し込むように、6回さするのが基本です。

ポイント　リンパの流れは、分速24cmと非常に遅いもの。リラックスした状態で、ゆっくり、やさしくなでましょう。早かったり、強かったりすると効果は半減します。

片手で

なるべく広い面で、多くのリンパ液を流すようにします。

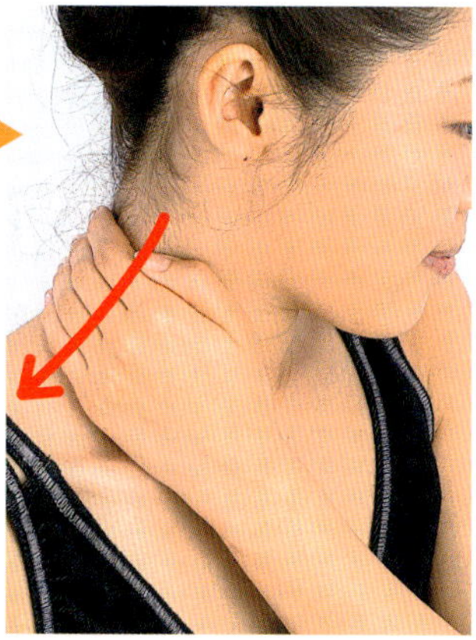

両手で

両手を互い違いに重ねて、脚などにつかいます。

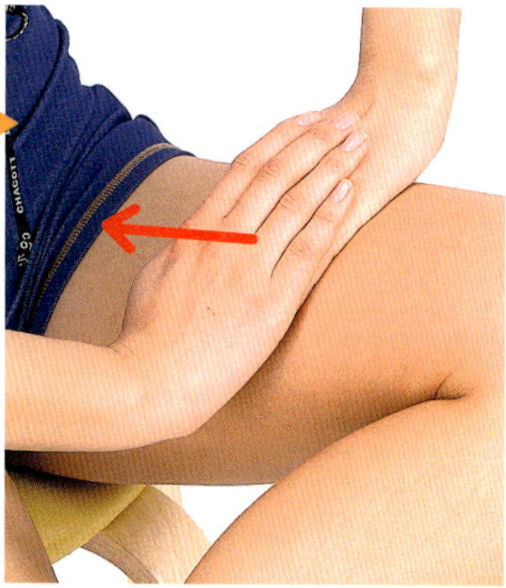

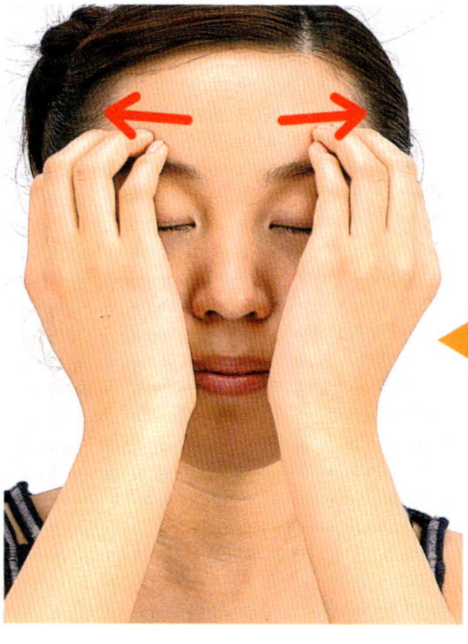

指頭で

4本の指先をつかって、眉の上や額などの狭い範囲を流します。

前腕で

ひじ側をつかい、反対の手で前腕を手前に引くようにしてさすります。

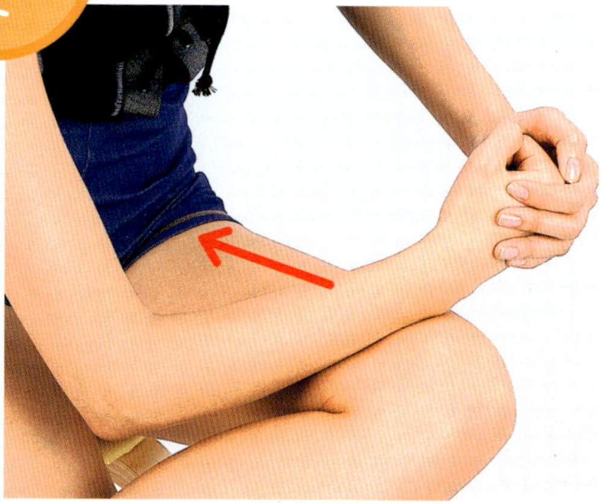

✦ tech 3 ✦✦✦✦✦✦✦✦

ペトリサージュ

別名「揉《じゅう》ねつ」。筋肉に対して行なうもので、凝り固まった筋肉をもんで、やわらかくほぐし、リンパ液を流れやすくするものです。筋肉が凝っていると、リンパ管が圧迫されて流れが悪くなるため、筋肉が張りやすい部位につかいます。

やり方 指や手のひらをつかって、もんだり、つまんだり、ねじったりします。1ヵ所あたり、3～6回が基本。

ポイント 体に力が入っていると、筋肉がよけい固くなるので、力を抜いて行ないましょう。

指腹で

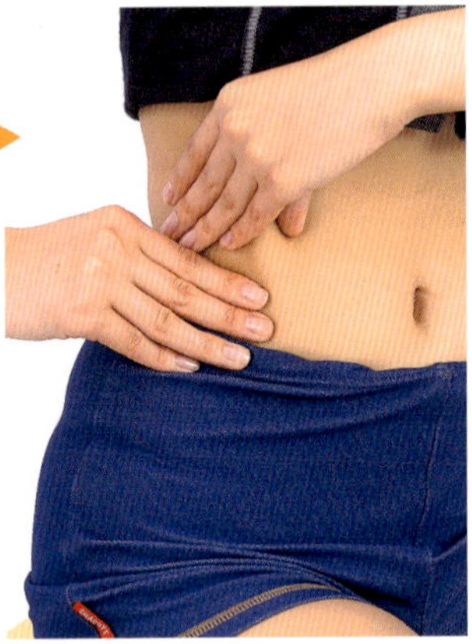

指先で肉をつまんで、もみます。

手根で

手のひらの手首に近いところで、圧迫するようにしてもみます。

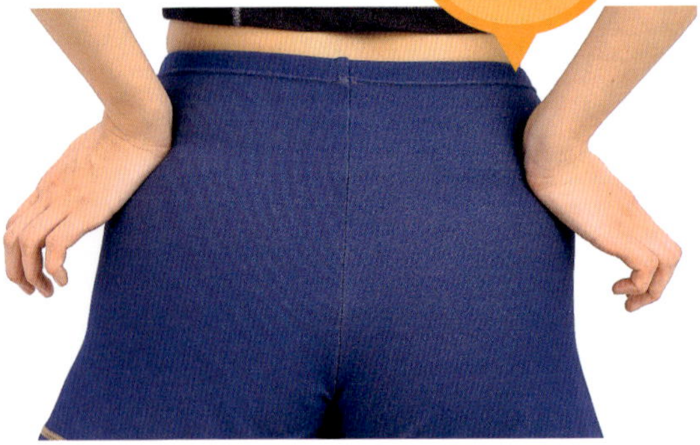

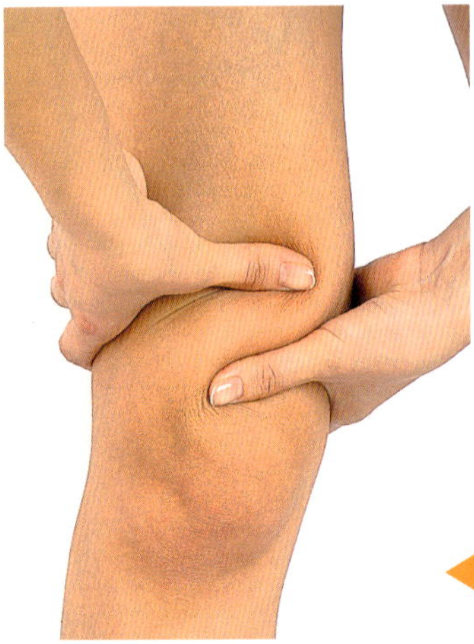

片手で

両手、片手でねじる場合、ともに脂肪が多いところにつかいます。

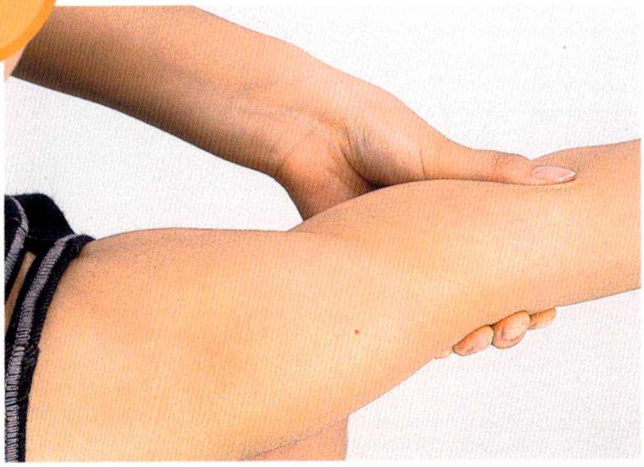

両手で

部位を両手でつかんで、雑巾を絞るようにねじります。

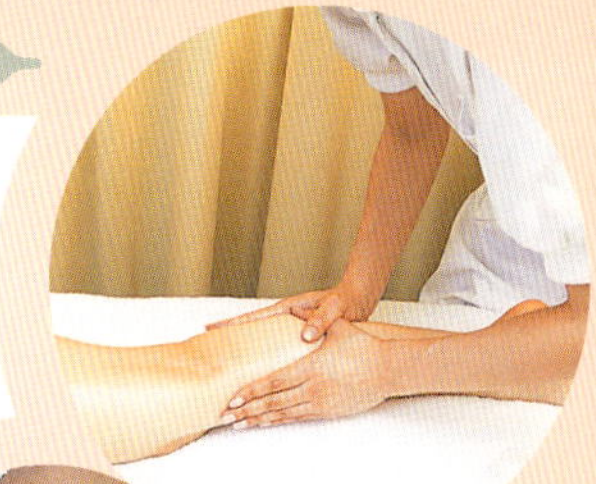

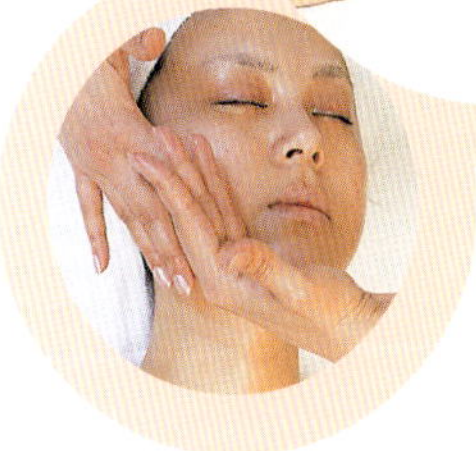

ペトリサージュの応用

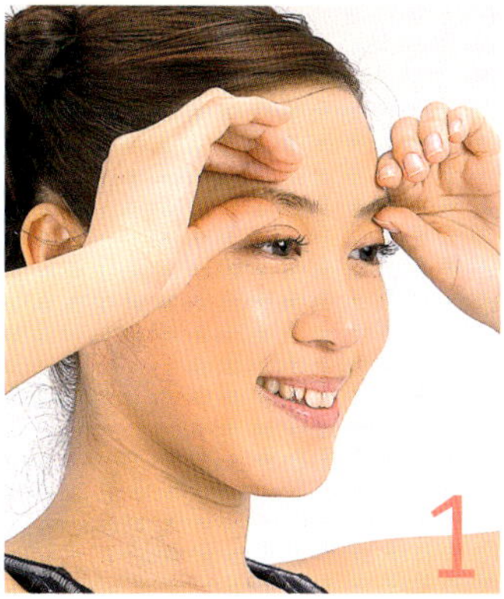

親指と人差し指で眉の上下をつまみます。

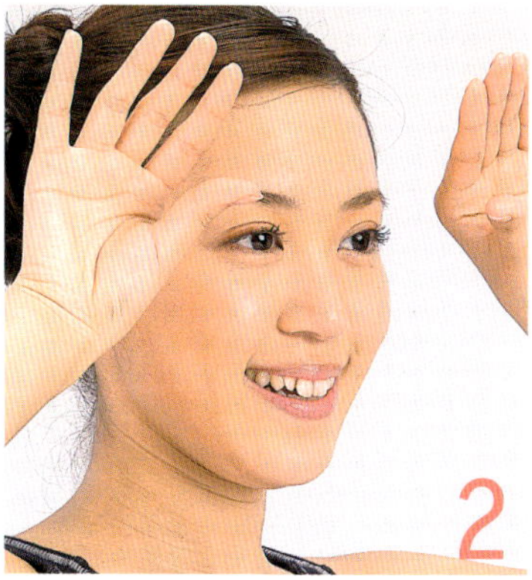

手前に引っ張るようにしながら、パッと手を離します。

tech 4

ヴァントゥーズ

肌を弾くことで、
リンパ液が肌の表面に広がります。
顔だけにつかう方法です。

やり方 手で肌を吸引するようにしてから、手をパッと離します。回数は１回。

ポイント 顔に美容液やクリームを塗って行ないましょう。肌と手の密着度が高まるので、効果的に肌を吸引できます。

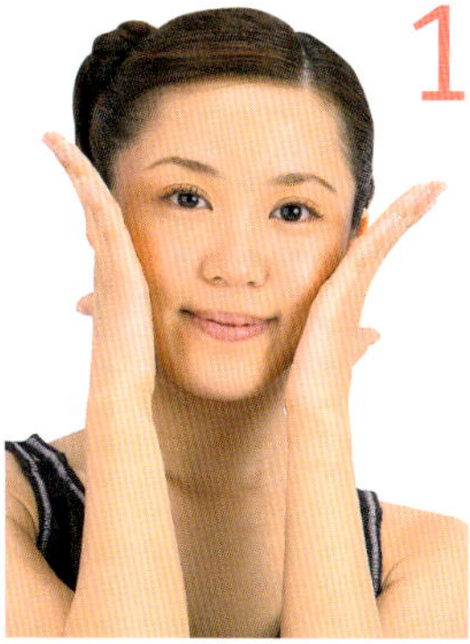

できるだけ手を反らせて、手のひらを頬にピッタリつけます。

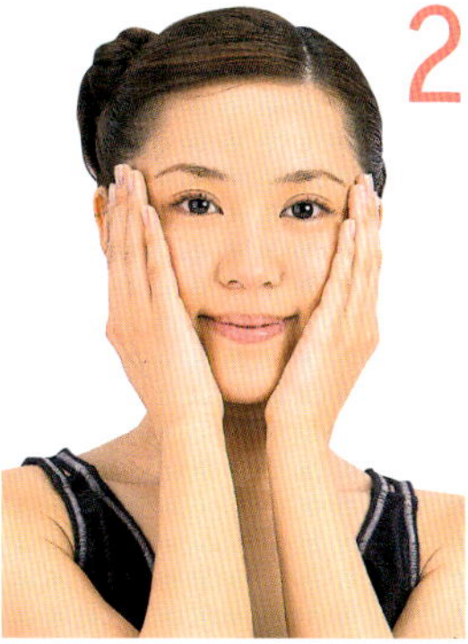

反らせていた手を戻して、指先まで密着させ、頬を手で包み込みます。

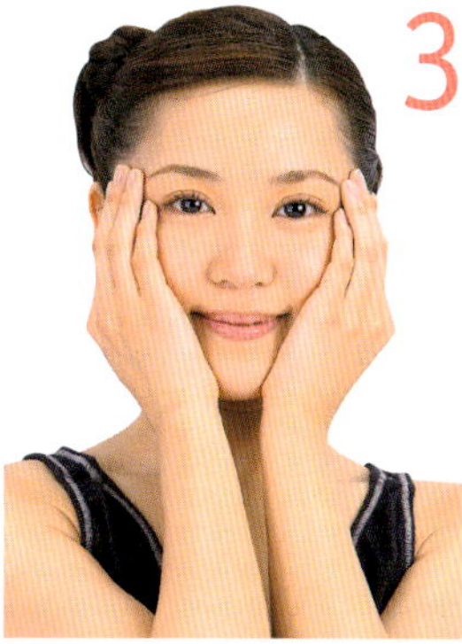

手で山をつくるようにして、頬を手前に吸引。

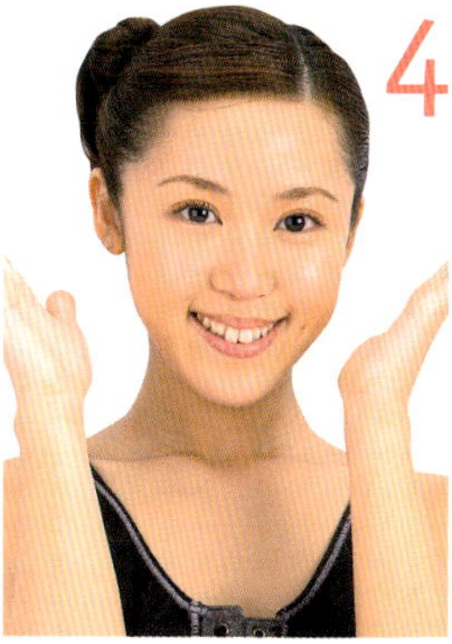

“パン”と弾くように、手を離します。

✦ tech 5 ✦✦✦✦✦✦✦✦

缶切り

**とくにドロドロのリンパを流すときにつかいます。
接地面が少ないので、
深く、しっかりリンパ液を流せる方法です。**

やり方 缶切りのように手を動かし、ひとつの部位に対して、何ヵ所か行ないます。

ポイント 1ヵ所あたり1回でOKですが、なるべく細かく移動させたほうが効果的。

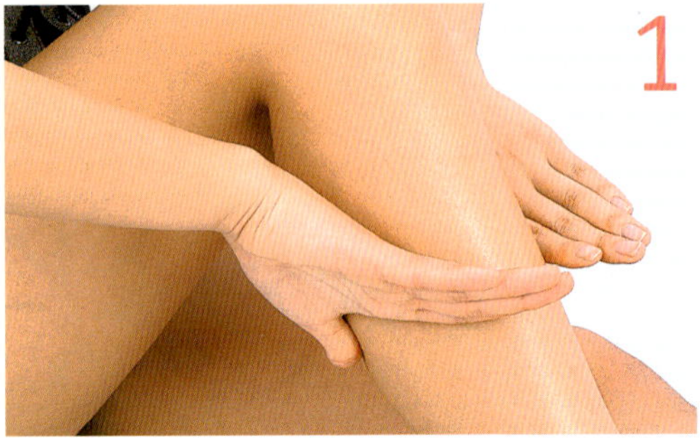

斜め上から指の側面を差し込むようにして、両手で部位をはさみます。

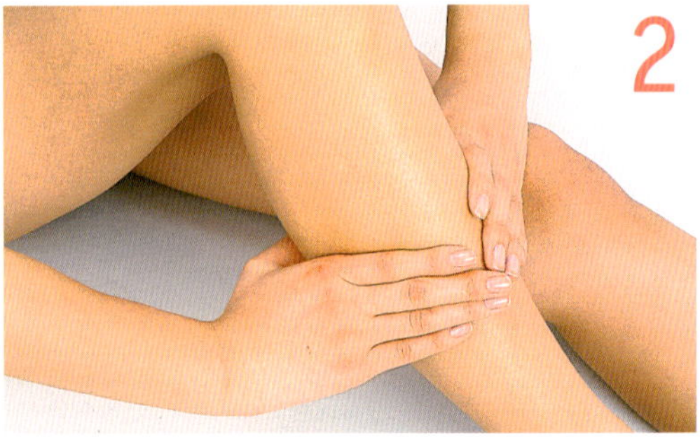

次に、肌につけた指を支点にして、手を下へ下げます。手の位置をずらして 1→2 を繰り返し、リンパを押し上げていきます。

✦ tech 6 ✦✦✦✦✦✦✦✦

ティーレ

**骨のキワにあるリンパ節に対して行ないます。
アゴのラインを一度に圧迫できる方法です。**

やり方 骨に指をひっかけるようにして引き、圧迫します。回数は3回が基本。

ポイント リンパ節が腫《は》れている場合も多いので、ぐりぐりもんだりしないこと。

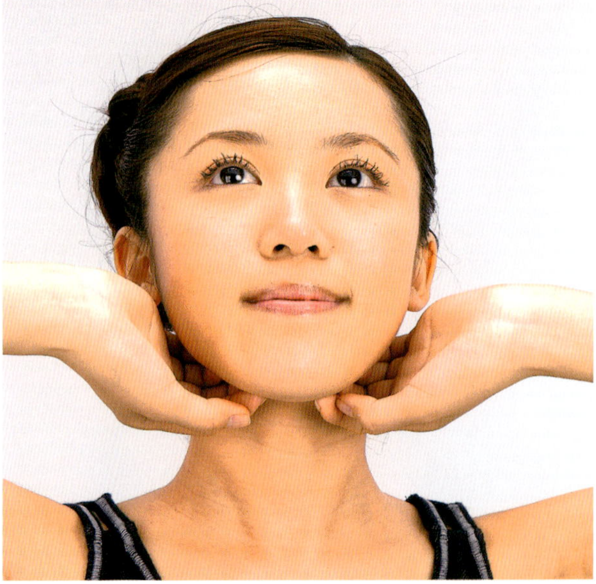

4本の指の腹をつかって、手前に引きながらアゴのリンパ節を圧迫。

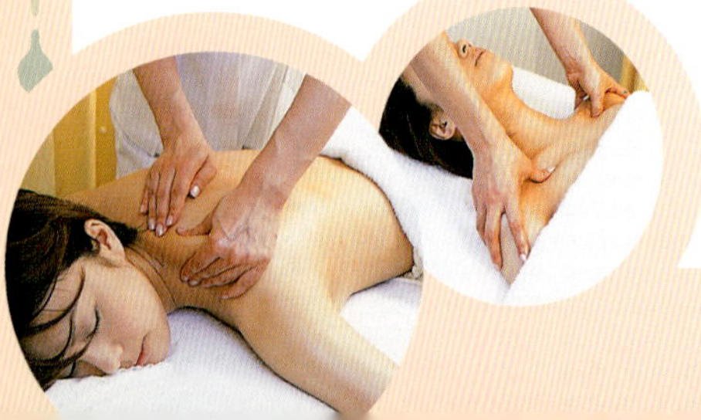

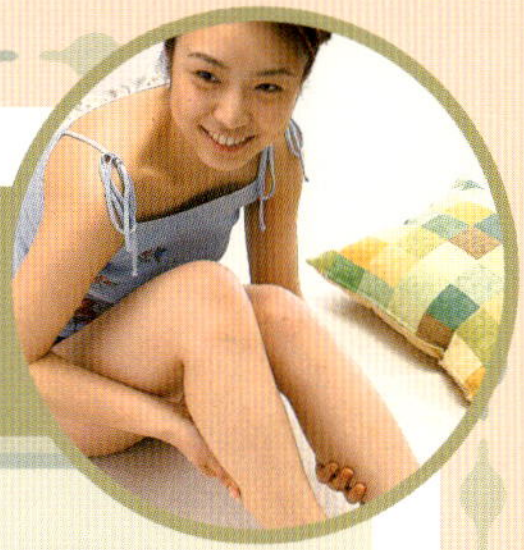

マッサージをする前に……

より効果を上げるための5つのポイント

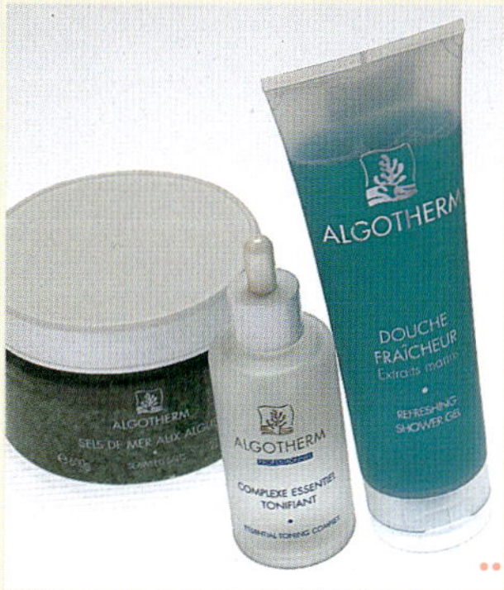

バスソルトやバスオイル、シャワージェルなどを併用して発汗を促しましょう。

1 マッサージの前に水を飲む

ドロドロのリンパ液でも、水分を補給すれば濃度が薄まり、サラサラした状態に近づきます。リンパ液を流しやすくなるので、マッサージの効果がアップ。

2 入浴後に行なうのがベスト

体を温めると循環がよくなるので、半身浴のあとなどが効果的。足浴後もオススメです。また、寝る前に行なえば、睡眠中の疲労回復効果がアップ。朝一番なら、寝起きのむくみが解消でき、化粧のノリもよくなります。

3 リラックスした状態で行なう

リラックスすると、血管やリンパ管がゆるむので、体液の流れがスムーズになります。お香やアロマキャンドルをつかったり、好きな音楽を流すなどして、リラックスを!

4 ローションやアロマオイルをつかう

ボディローションやミルク、スリミングジェルなどをつかうと、マッサージしやすく、保湿や痩《そう》身《しん》効果も得られるので一石二鳥です。なかでも、アロマオイルはイチオシ。循環を促進するジュニパーや、リラクゼーション効果のあるラベンダーなどをつかえば、効果倍増です。ただし、つけすぎには注意を。

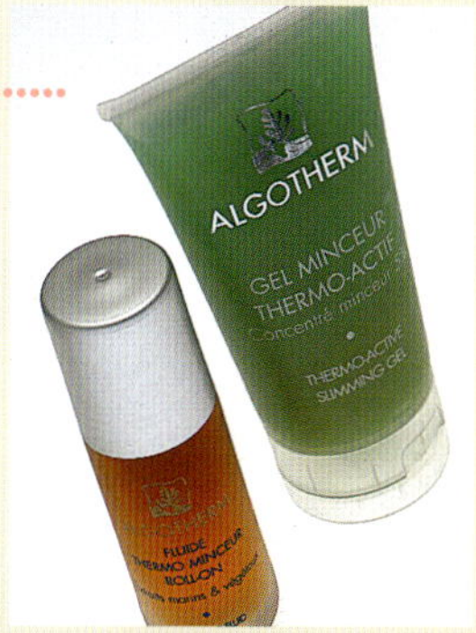

脂肪燃焼を促す成分が入ったボディジェルやボディローション。

5 マッサージ後、ハーブティを飲む

滞《とどこお》ったリンパ液をマッサージで動かしたら、早めに排出することが大切。利尿作用のあるハーブティやお茶を飲むのがおすすめです。

ホットタオルのつくり方

体をピンポイントで温めたいときに有効なのがホットタオル。タオルを濡らして電子レンジで30秒ほど温めれば、簡単にできます。服の上から当てるときは、ビニールなどに入れて。

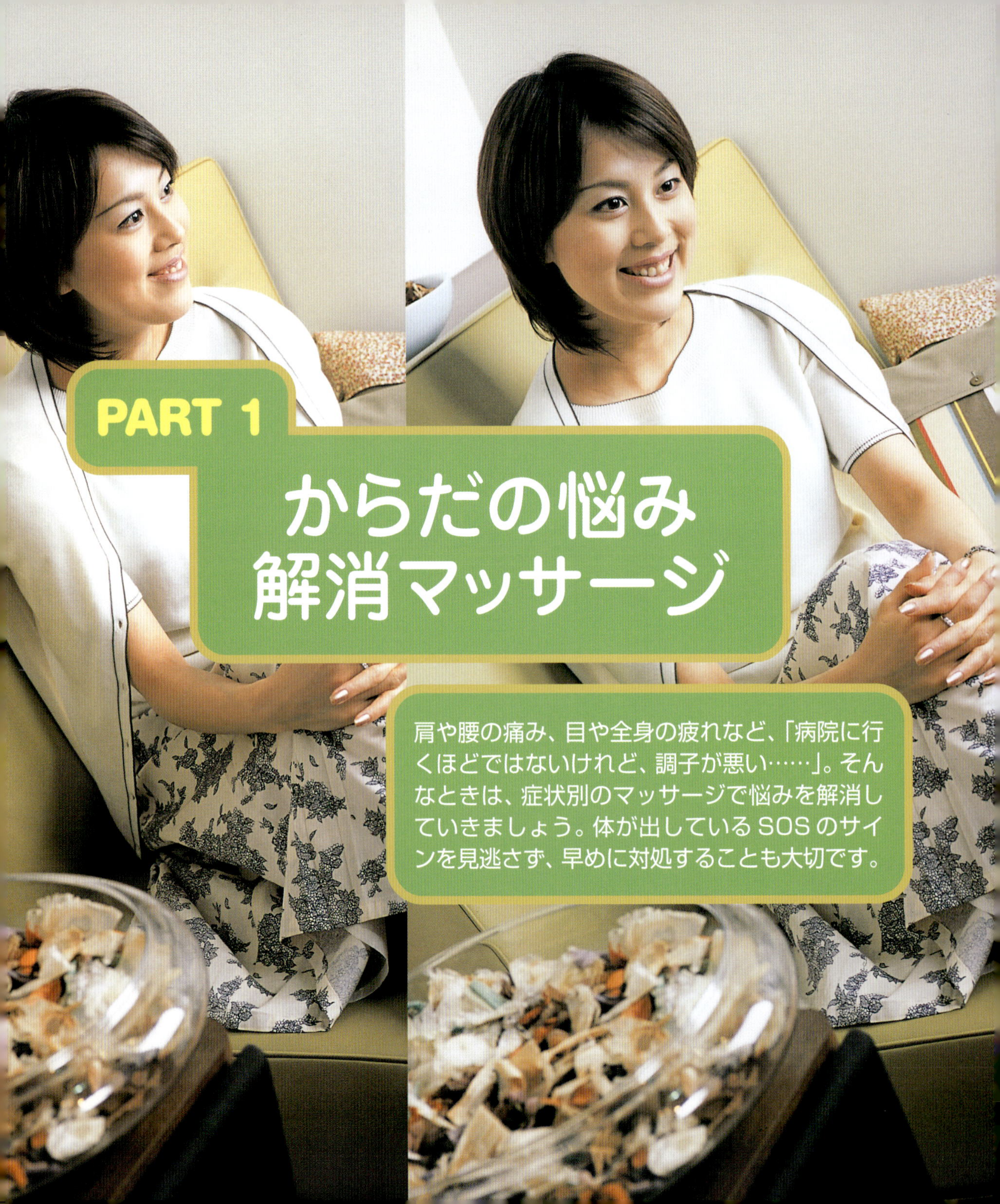

PART 1

からだの悩み解消マッサージ

肩や腰の痛み、目や全身の疲れなど、「病院に行くほどではないけれど、調子が悪い……」。そんなときは、症状別のマッサージで悩みを解消していきましょう。体が出している SOS のサインを見逃さず、早めに対処することも大切です。

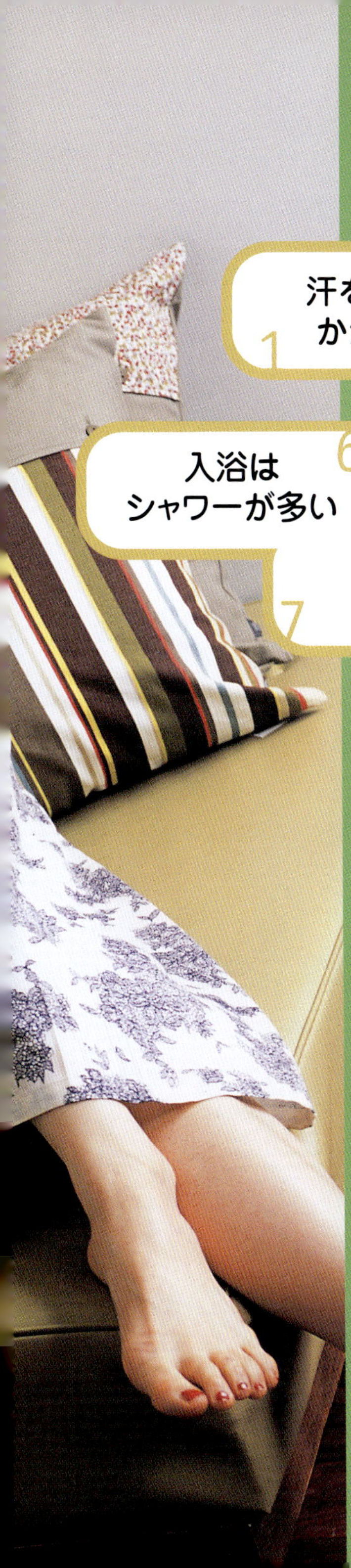

check!

あなたはドロドロリンパ？
―からだの悩み編―

1. 汗をあまりかかない
2. アレルギーがよく起きる
3. 疲れが顔に出るようになった
4. 寝起きが悪い
5. 寝る前に晩ごはんを食べている
6. 入浴はシャワーが多い
7. 最近便秘がち
8. 最近体重が増えた
9. タバコの量が増えた
10. 最近視力が低下した

チェックが 5つ以上

リンパがドロドロで、毒素が体中に浮遊している状態です。なかには、だるさやコリに慣れてしまい、自覚症状がない人もいますが、放っておけば病気を引き起こすことにもなりかねません。毎日入浴後にマッサージをし、入浴前と入浴中に合わせて500mlの水を飲みましょう。休日前は自分が選んだマッサージを2セットに増やして。医療機関で血液検査をして、体の状態をチェックしてみるのもおすすめ。

チェックが 3つ以上

肌や表情などに老化現象が現われているかも。肌にツヤがない、疲れた顔をしている、キビキビした動作をしていないなど、オバサン化した自分に心当たりはありませんか？　できれば毎日マッサージをして、若々しさを取り戻しましょう。併せて1日1.5リットルの水を少しずつ飲むようにすると効果的です。

チェックが 1つ

リンパの流れが悪くなり始めています。疲れやコリを感じたら、その日のうちに自分の症状に合ったマッサージをしておきましょう。自分の体がSOSの信号を発していないか、耳を澄ますクセをつけて。

倦怠感

疲労がたまり、「どこがつらいのか自分でもよくわからない」という人向けのマッサージです。全身のリンパの流れが滞っている状態なので、まずは大きなリンパ節のポイントを押したり、さすったりして、リンパ液を流れやすくしてあげましょう。体がスッキリ軽くなりますよ！

1✦ 鎖骨下のポンパージュ 3セット

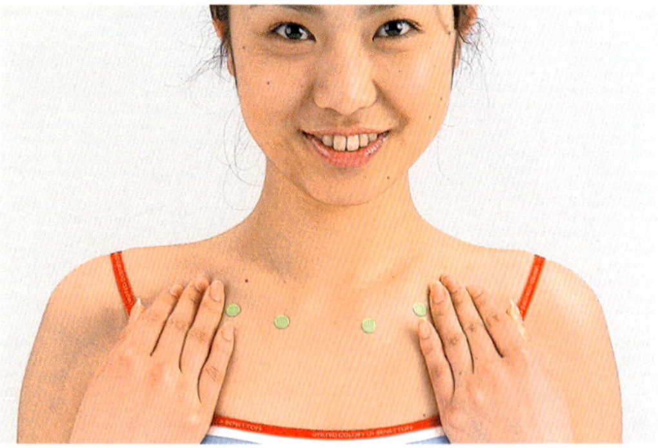

鎖骨《さこつ》の下の8ヵ所を内側から順に、中指の腹で押す。鎖骨の下を触って、少しくぼんだ、押さえると気持ちのいいところが圧迫のポイント。きちんと指をそろえ、力を入れすぎないように。

point

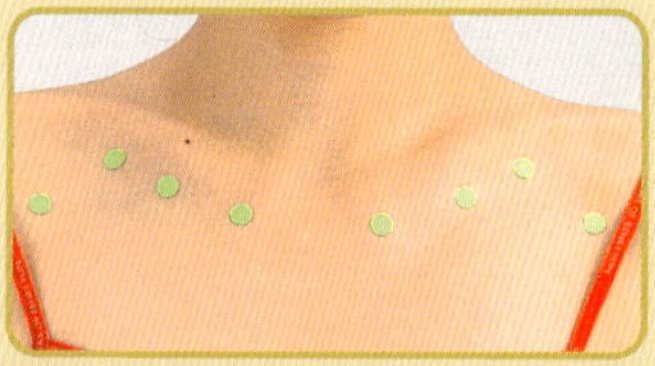

シールの貼ってあるところが押すポイント。

2✦ 首のドレナージュ 6回

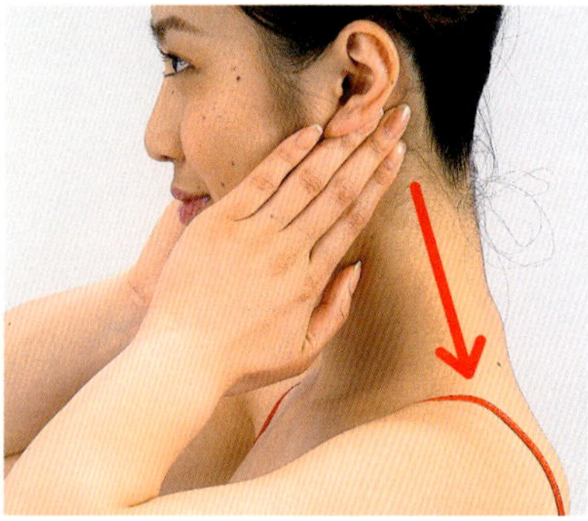

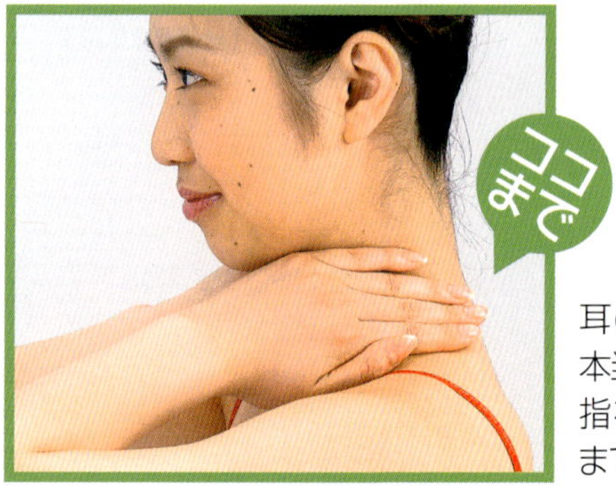

耳の後ろのくぼみに指を4本当て、首のサイドをさする。指を密着させて、首の根元までやさしくなでおろして。

3 ✦ 腕を叩く→ポンパージュ 左右各2回

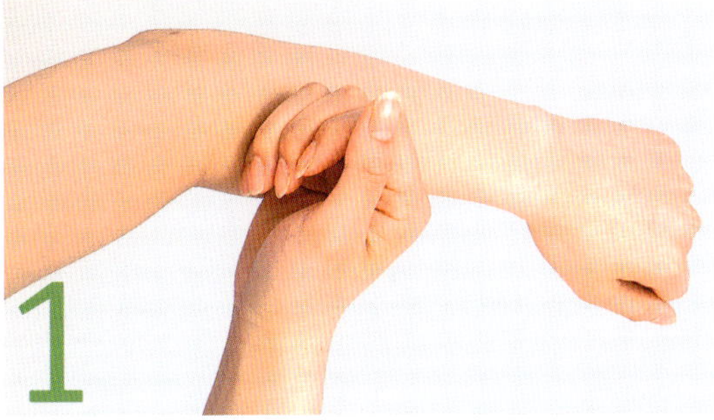

腕の外側をひじから手首までげんこつで軽く叩く。

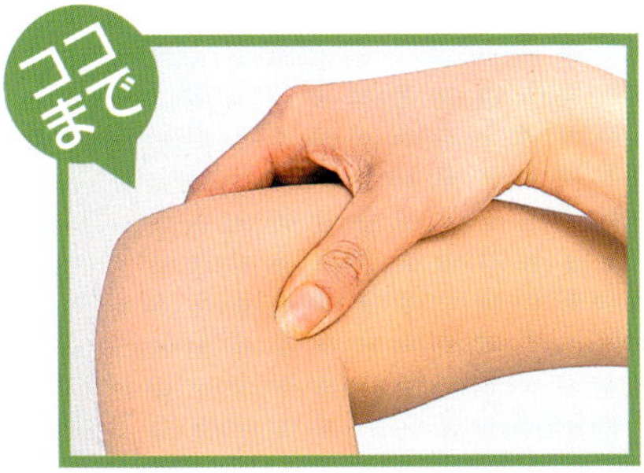

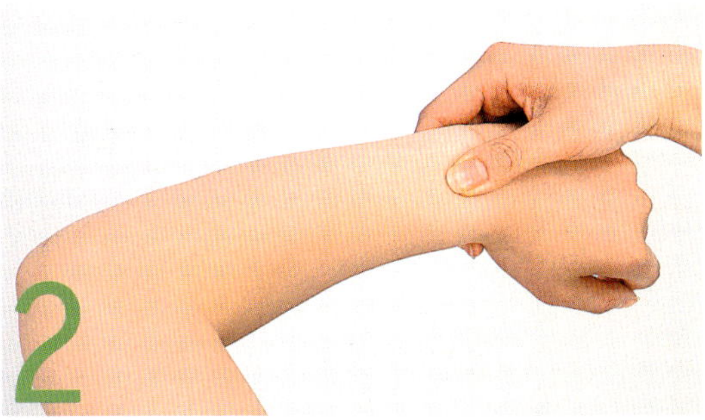

次に、手首からひじまでを親指でプッシュ。骨と骨の間のくぼみに沿って圧迫しながら、少しずつ移動させる。デスクワークが多い人は、念入りに。

4 ✦ 脚の外側を叩く 左右各2回

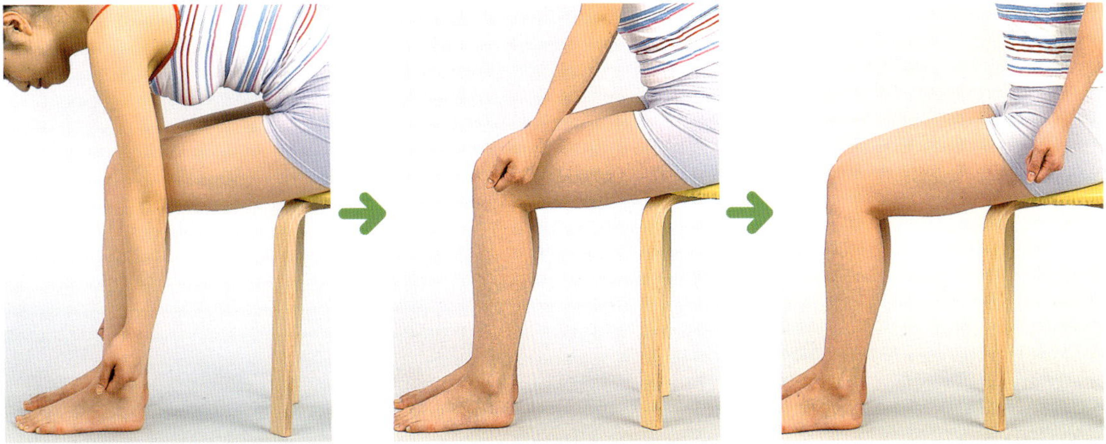

足首から太ももの付け根まで、脚のサイドをげんこつで軽く叩く。

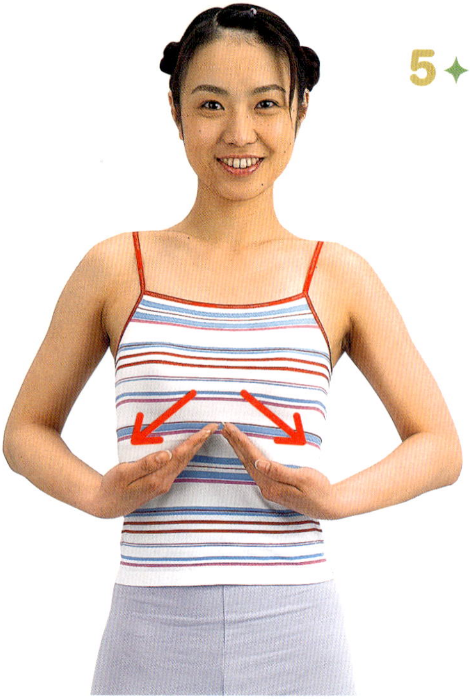

5✦肋骨下のドレナージュ

12回

手のひらを上にして肋骨《ろっこつ》の下に
沿わせ、中心から外側へ流す。

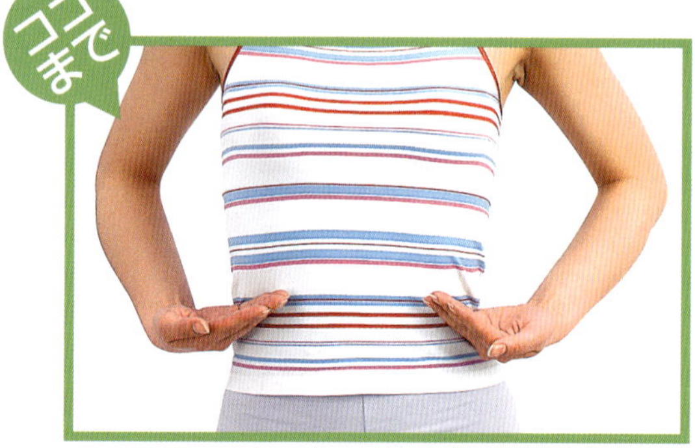

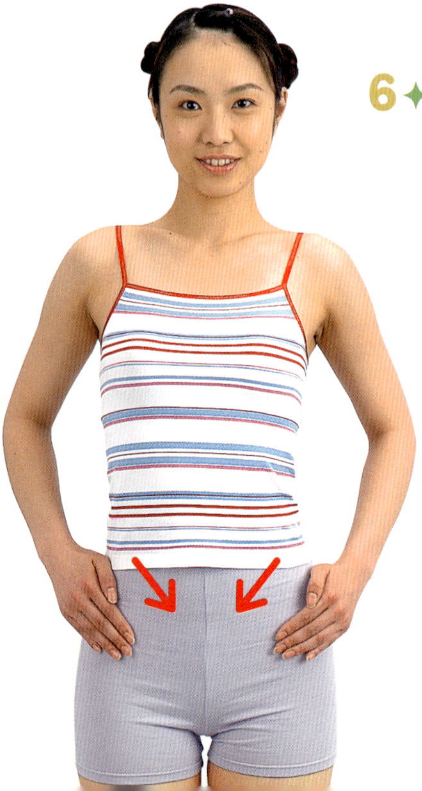

6✦そけい部のドレナージュ

12回

腰骨付近に手を当て、脚の付け根に沿って、内側（＝そけい部）へ向けてさする。そけい部は、下半身のリンパ管が集まる重要なポイント。ここにリンパ液を流し込むようにして。

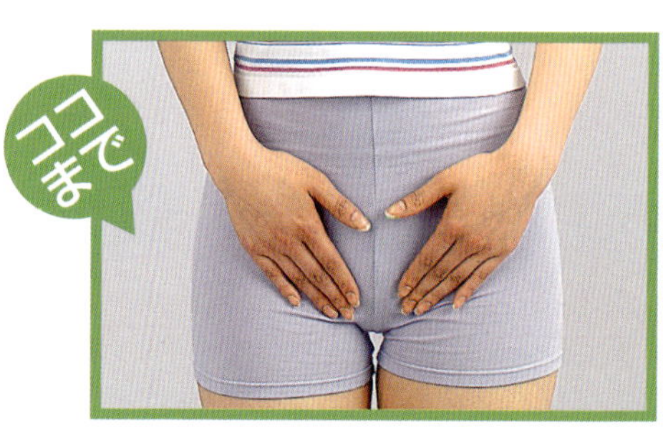

Partner ♡ Massage パートナーマッサージ

1 ✦ 脚のドレナージュ 左右各6回

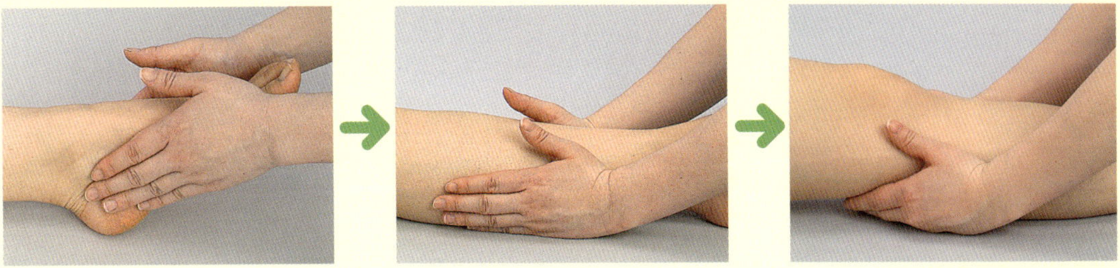

両手でくるぶしの周りをぐるぐると6回さすったあと、続けて脚の両脇をさすり上げ、ひざの裏に流し込む。

2 ✦ 足趾の間をポンパージュ

左右各2回

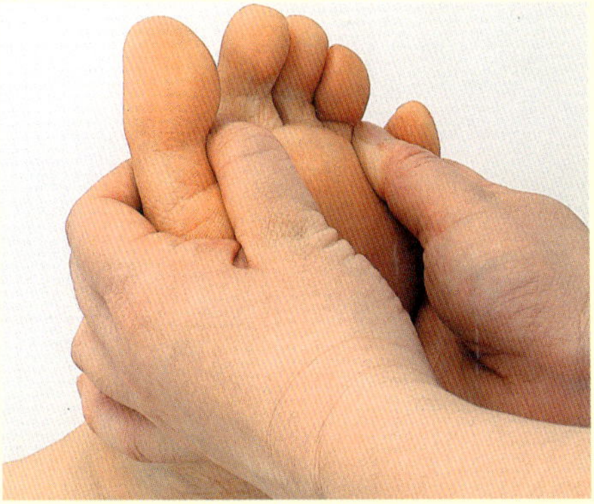

足の指の間に親指を置き、プッシュする。手前から奥に押すようにして。足趾《そくし》の間にたまったリンパだけではなく、指の付け根にあるリンパの反射区も刺激できるので、一石二鳥!

3 ✦ 背中のドレナージュ 6回

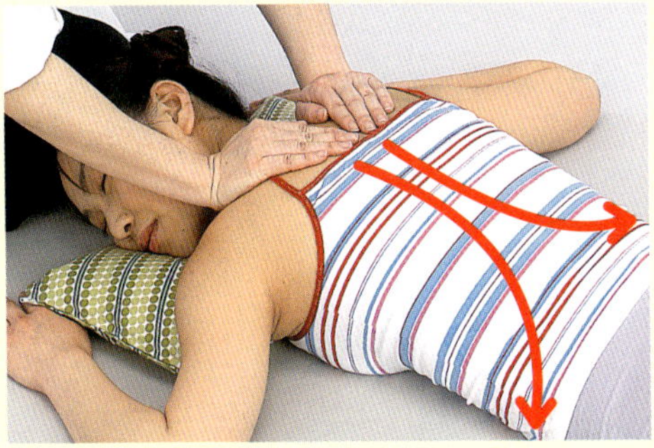

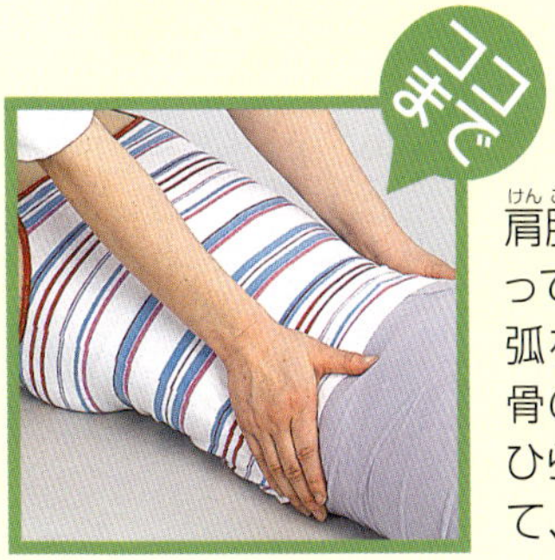

肩胛骨《けんこうこつ》の内側から背骨に沿ってさすり、ウエスト付近で弧を描くようにしながら腰骨のほうへ流し込む。手のひら全体を背中に密着させて、ゆっくりスムーズに。

ストレッチキャミソール ¥3,300／ユナイテッド・カラーズ・オブ・ベネトン

肩コリ

肩コリは、筋肉の緊張や疲労によって、筋肉中に疲労物質のひとつである乳酸がたまり、血管が圧迫されている状態。リンパ液も流れが悪くなっています。自分に合ったタイプを選んでマッサージし、乳酸の排出を促しましょう。目の疲れや冷え性などでも肩コリは悪化するので、肩コリ以外のリンパマッサージも試してみて！

TYPE A 首の付け根を中心に疲労

左右各6回

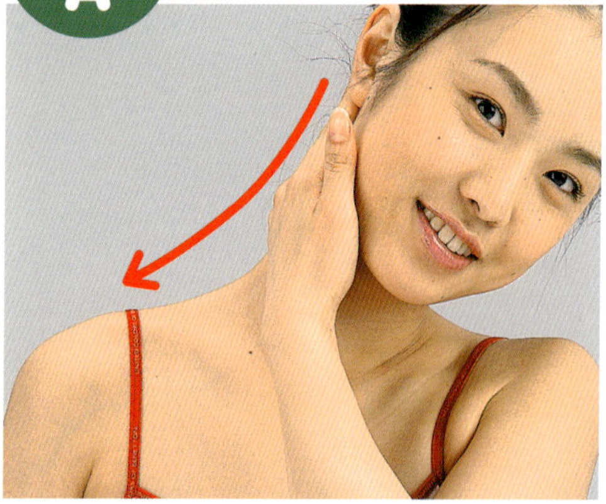

よく首を左右に倒したり、回している人

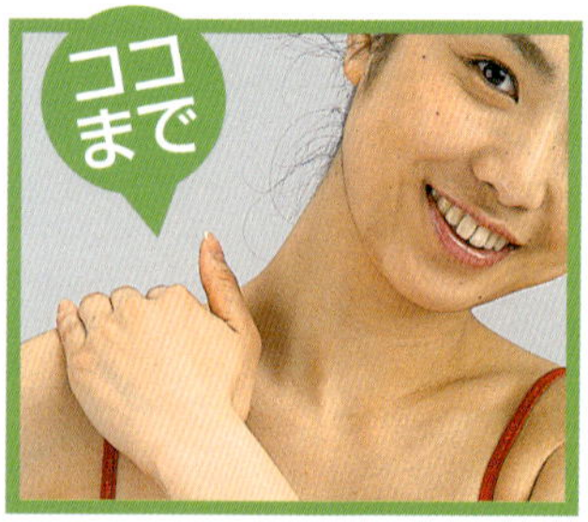

首を横に倒し、耳の後ろから首すじに沿って中指の腹で押していき、肩の真ん中あたりまでおろす。4本の指をそろえ、“押す→流す”を繰り返して。肩コリが激しい人は、なるべく間隔を開けずにプッシュ。

TYPE B 肩全体が張っている場合

6回

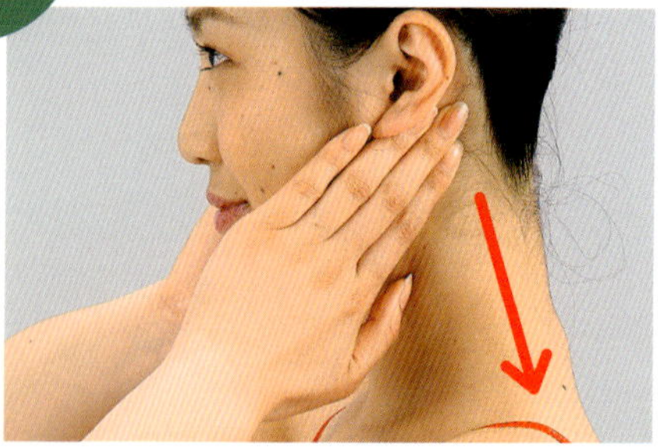

以前より首が太くなったと感じる人

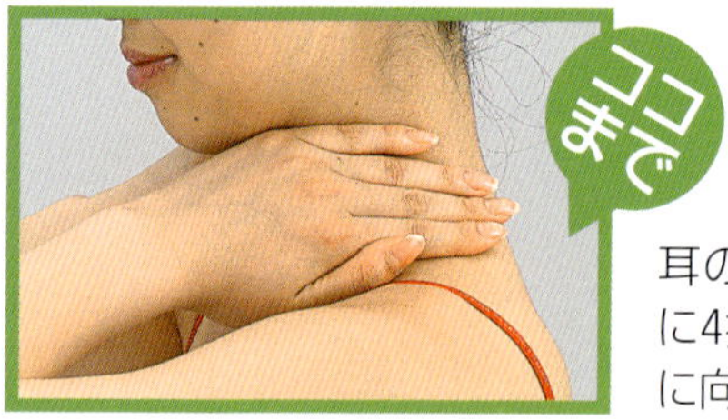

耳の後ろのくぼみに4指を当て、肩先に向けて流す。

TYPE C 肩が冷たく張っている場合

左右各6回

二の腕が太くなったという人

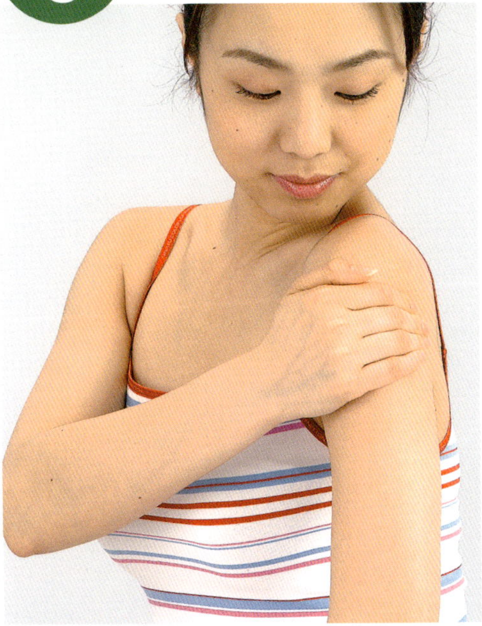

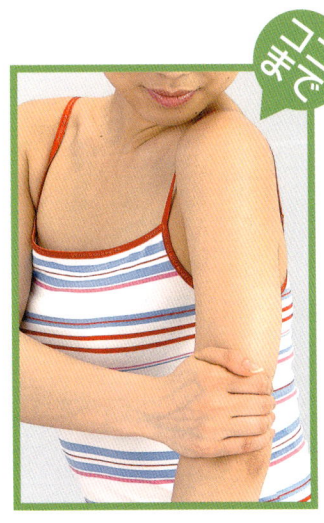

手のひら全体で二の腕をつかみ、ひじに向かってもんでいく。このタイプの人は、肩コリが慢性化して、二の腕のリンパの流れまで悪くなっている状態。セルライトもできやすいので早めの解消を。

TYPE D 熱をもってほてった感じ

左右各2回

手足は冷たいのに、肩はほてった感じがする人

手首からひじまで、親指で圧迫しながら、少しずつさすり上げていく。

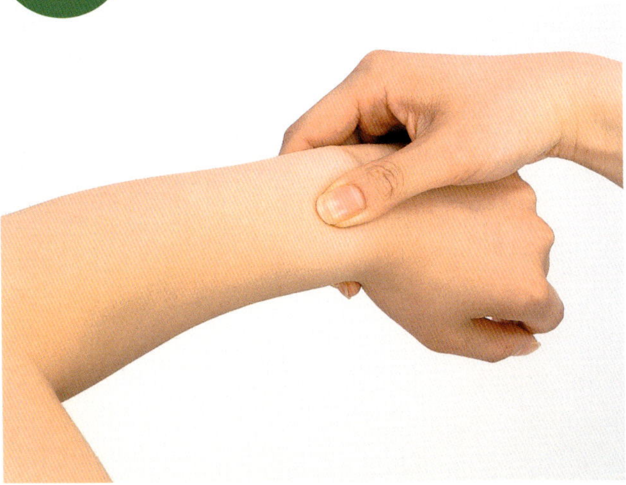

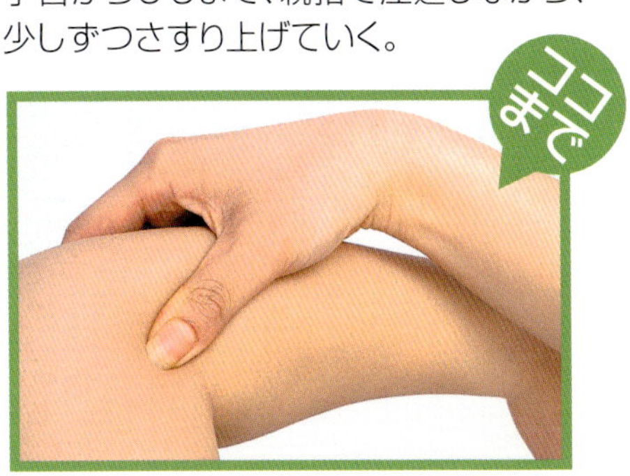

TYPE E 肩胛骨の内側が詰まっている感じ

左右各2回

ストレス傾向の人
プレッシャーの多い仕事をしている人

手を背中にまわし、背骨のきわから肩先に向かって4本の指で押していく。背中にまわすほうのひじを反対の手で支えると、やりやすい。ちなみに、肩《けん》胛《こう》骨《こつ》の内側は“責任のポイント”などともいわれ、力が入ってコリやすい部分。肩の力を抜いて、リラックスを心がけて。

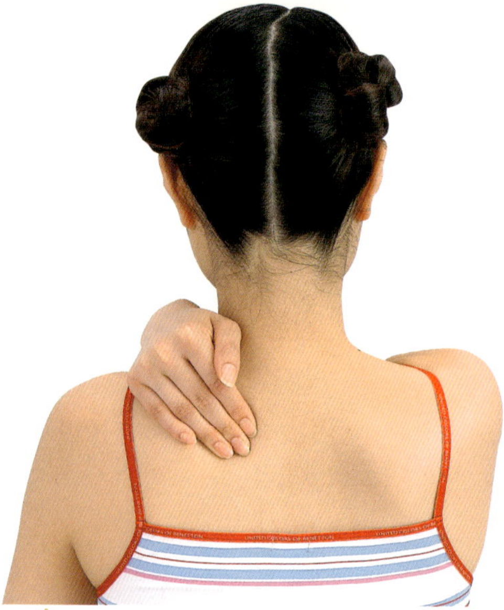

point

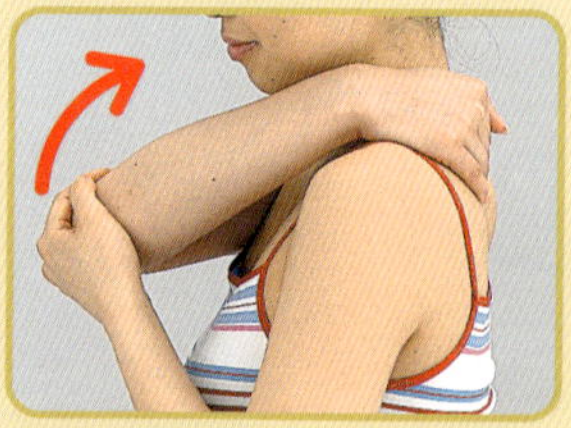

反対側の手でひじを押さえ、ひじを押すようにして力を入れて。

TYPE F 部分部分にコリを生じている場合

左右各1回

背中を押すと、
グリグリした感じの場所がある人

写真のシールが貼ってある左右各7ヵ所を順に中指の腹で押す。4本の指をそろえて。タイプEと同様に、ひじを反対の手でグッと押すと、背中の奥まで手が届く。

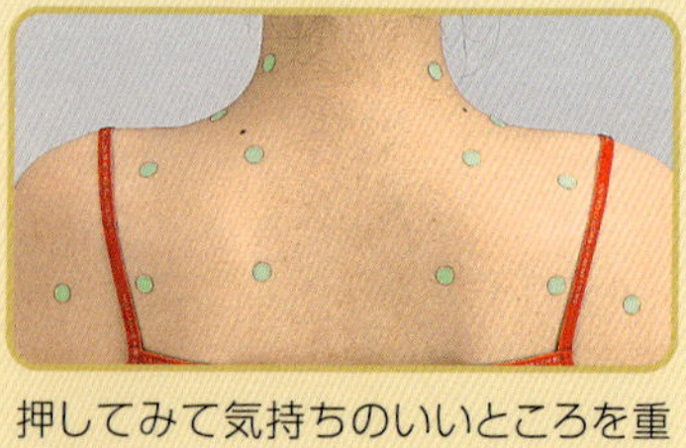

押してみて気持ちのいいところを重点的にプッシュして。

point

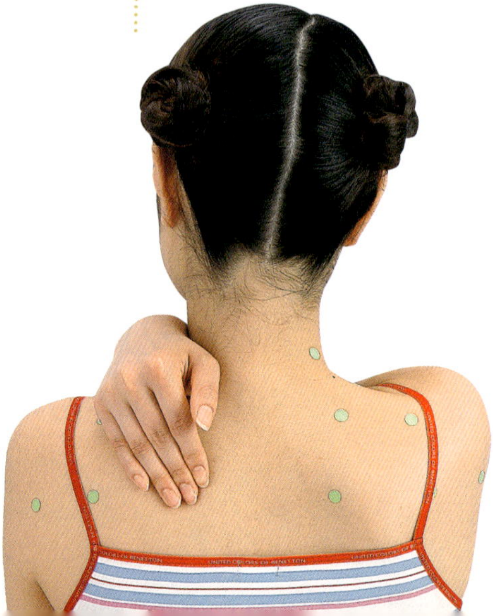

Partner ♡ Massage パートナーマッサージ

1✦ 背中のドレナージュ 6セット

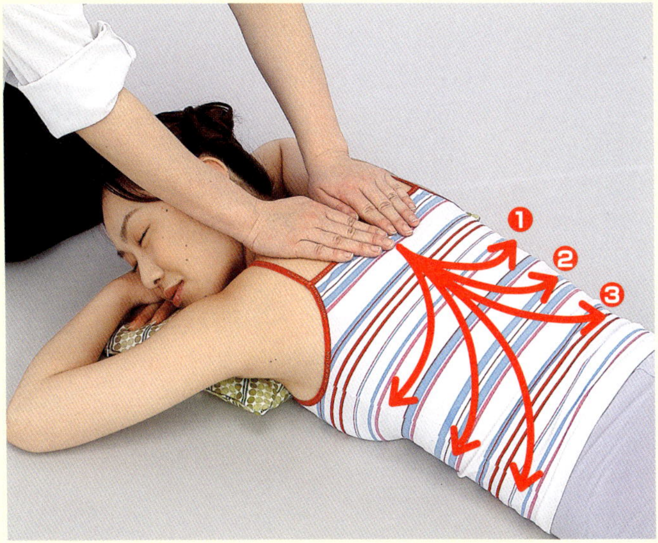

背骨の両サイドを起点に、体の外側に向けて弧を描くようにさすり、徐々に腰までおろしていく。

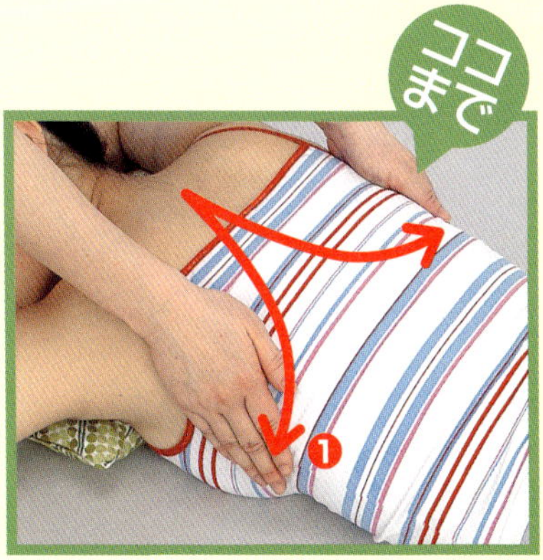

2✦ 肩を圧迫 6回

両手で肩をつかみ、腰のほうに向けてグッと押す。

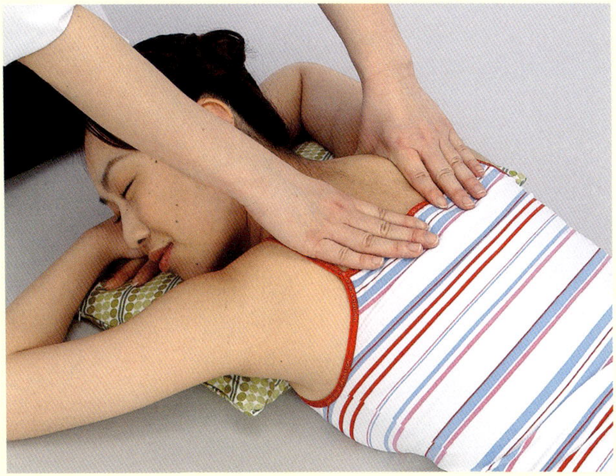

point

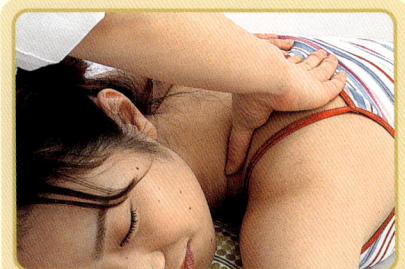

親指の先で押すと痛いので親指全体で行なう。親指には力を込めず、体重をかけていくのがポイント。

胃もたれ

胃がもたれるのは、唾液や胃液がしっかり分《ぶん》泌《ぴつ》されず、食べ物をうまく消化できていない証拠です。消化液の分泌を促す副交感神経を働かせて、胃の中をすっきりさせましょう。リラックスすると、副交感神経の働きは活発になります。また、早食いは胃もたれのモト。ゆったりした気持ちで、よく噛んで食べて。

1 ✦ ホットタオルでリラックス

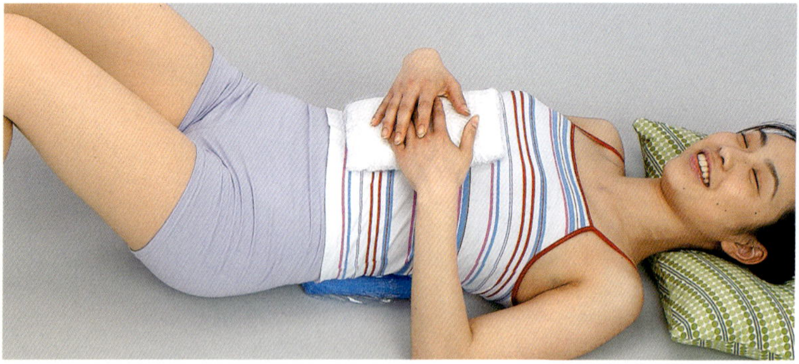

胃の裏（背中）側とみぞおちの2ヵ所にホットタオル（つくり方は21ページ）を当て、冷めるまでリラックス。胃は、みぞおちより少し左側のところにある。

2 ✦ 肋骨下のドレナージュ　6回

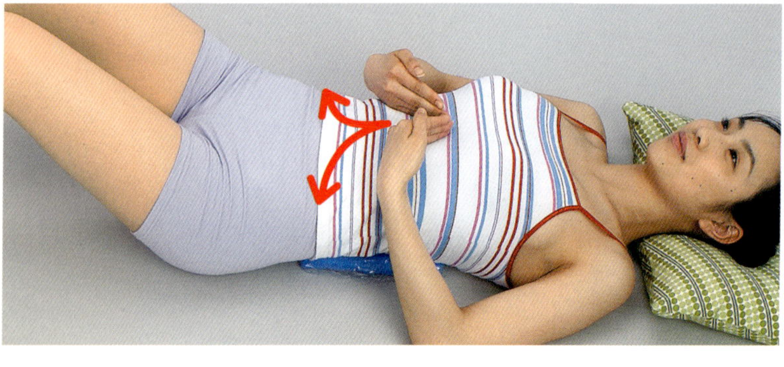

肋《ろっ》骨《こつ》の下に手を垂直に差し込むようにして置き、体の外側に向かって流す。

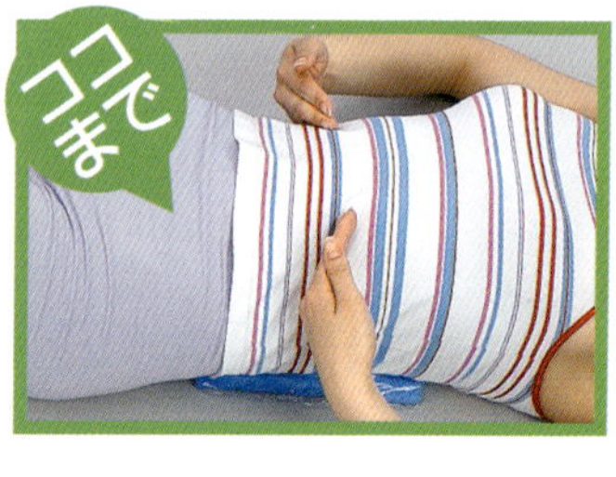

3 ✦ 背中のドレナージュ　6回

胃の裏あたりに親指が当たるように手を置く。
親指でプッシュしながらまっすぐウエストまでおろし、最後におへそに向かって流して。

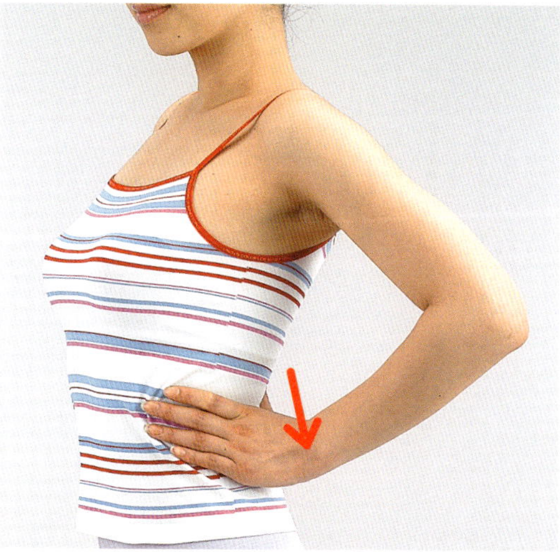

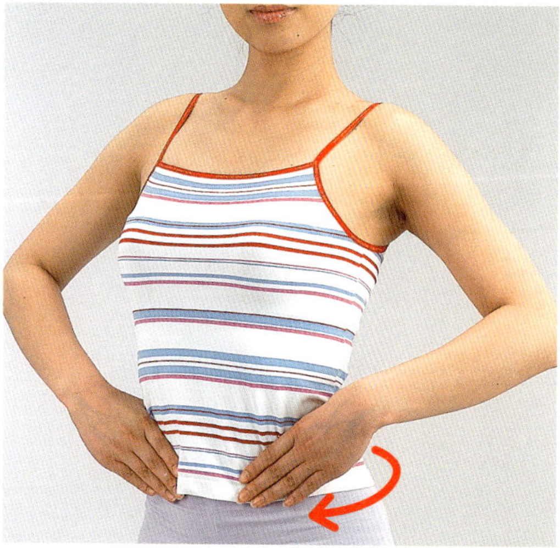

4 ✦ 腰のドレナージュ　各6回

背中に手の甲をつけ、真横へ流す。
ウエストまで3回程度に分けてなでて。

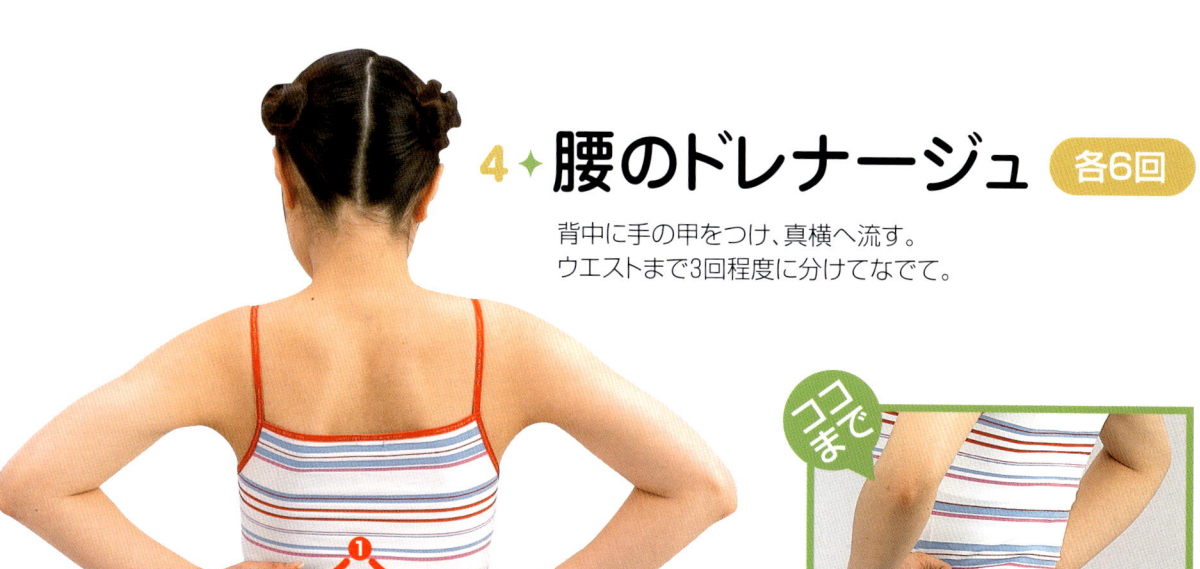

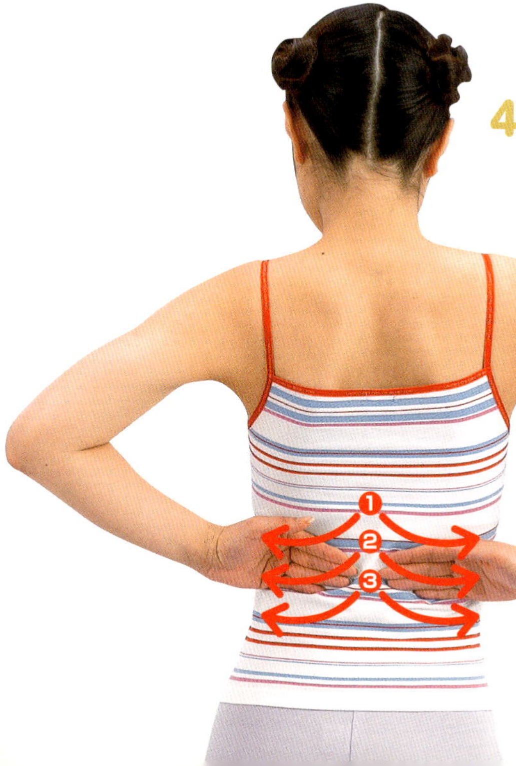

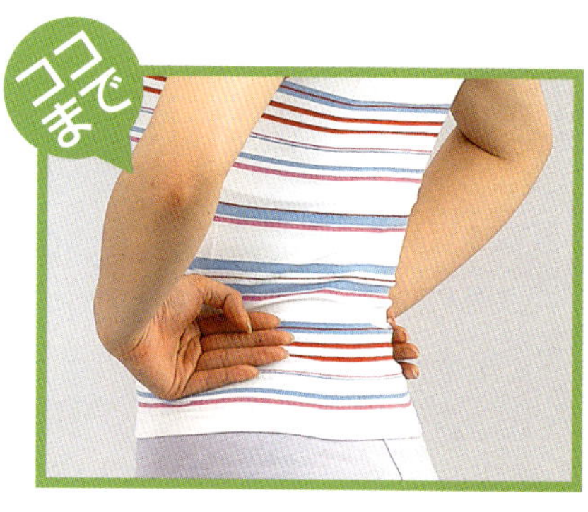

腰痛

長い時間、同じ姿勢で座っていたり、変な姿勢でひねるなどして、腰に無理な負担がかかると腰痛は悪化していきます。疲れがたまると痛みが出てくるので、こまめにマッサージしましょう。腰に直接圧力をかけると、さらに症状がひどくなる場合もあるので注意を。

1✦ 腰のドレナージュ

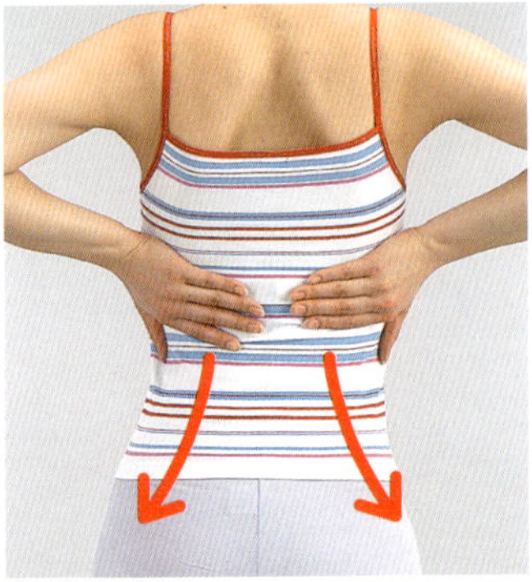

6回

背中のできるだけ高い位置に手のひらをつけ、腰までまっすぐおろす。

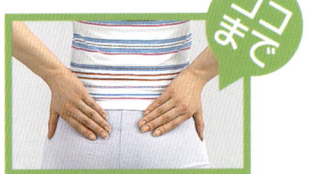

2✦ 仙骨のドレナージュ

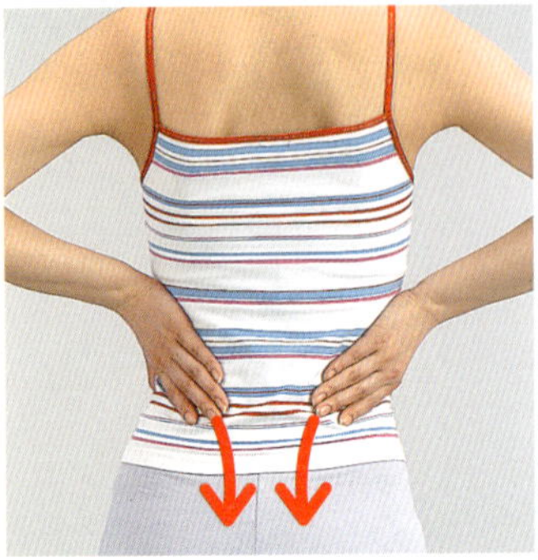

6回

ウエストの少し上の位置から仙《せん》骨《こつ》（お尻の逆三角形の骨）に向かって斜め下に流す。

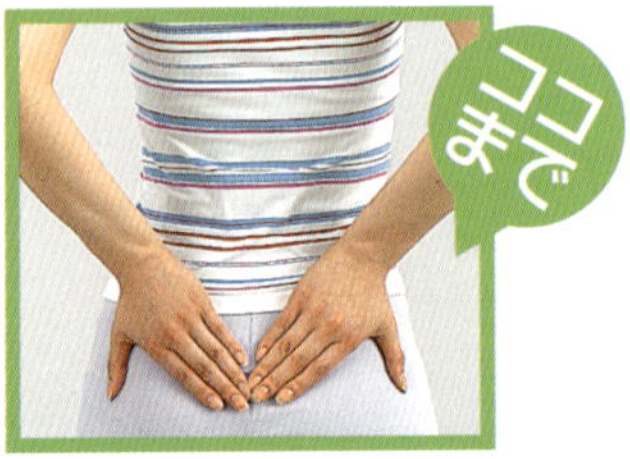

3✦ 仙骨のプッシュ

3回以上

仙骨を上から順に3ヵ所程度親指で押す。仙骨は背骨を支える土台の骨。負担がかかって、リンパ液が滞《とどこお》りやすい部分でもあるので、気持ちいい程度であれば、何回押してもOK!

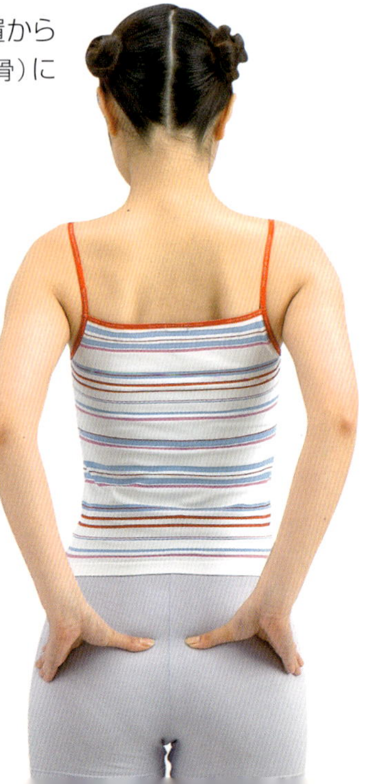

Partner ♡ Massage パートナーマッサージ

1✦ ウエストのドレナージュ 6回

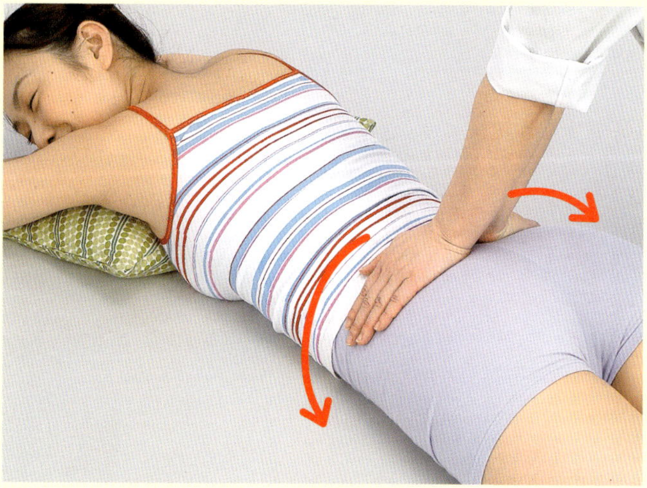

両手で蝶々の形をつくってウエストに置き、真横にさする。指先が脇に届いたら、指先はその位置で止めたまま、手のひらだけを滑らせる。

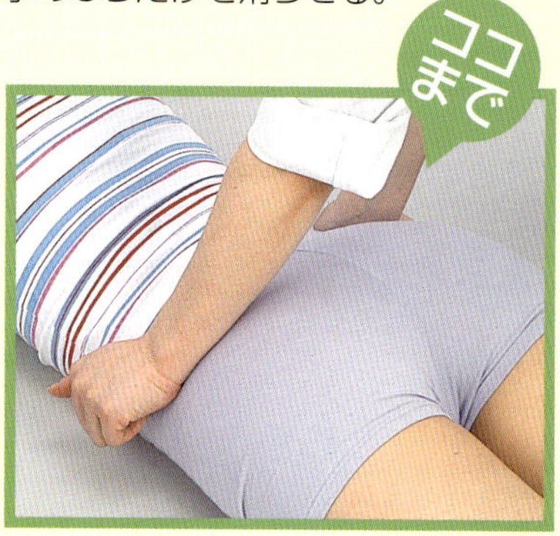

2✦ お尻のペトリサージュ 各1回

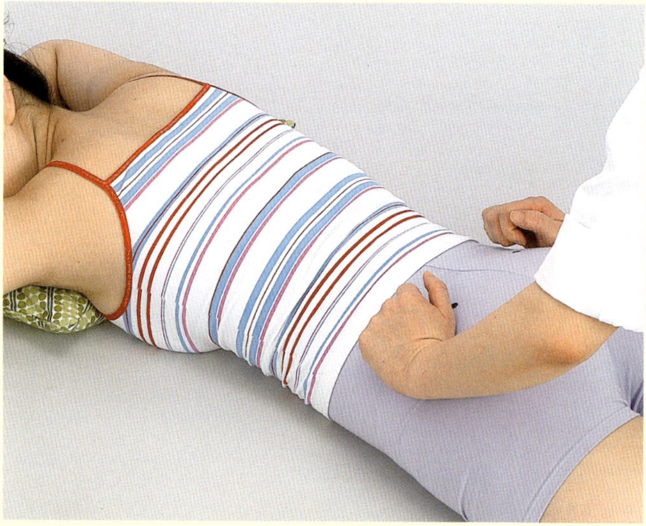

写真のシールの場所を順に手根でもむ。お尻の筋肉はコリやすいところ。全体をほぐすことでリンパの流れがよくなり、腰の負担が軽くなる。

point

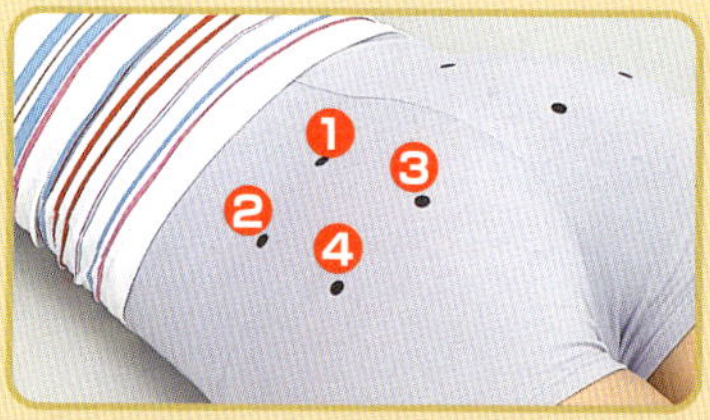

ヒップの高さをつくるようにもむ。腰痛の人はとくに❷を重点的に。

頭痛

肩コリや睡眠不足、自律神経失調症など、頭痛はさまざまな要因で起こりますが、疲れやストレスも大敵。放っておくと、血管やリンパ管が圧迫されて頭部が酸欠状態となり、頭痛に発展する場合があります。集中したあとや仕事の合間に、このマッサージをして頭痛を予防しましょう。

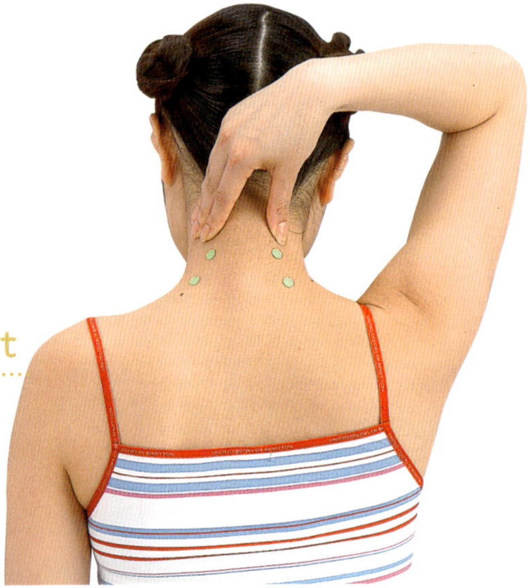

1✦ 首の後ろをつまむ

各1回

首の後ろを親指と人差し指で押さえて、つまむ。写真のシールの位置にそれぞれの指が当たるようにし、上から順に進めて。

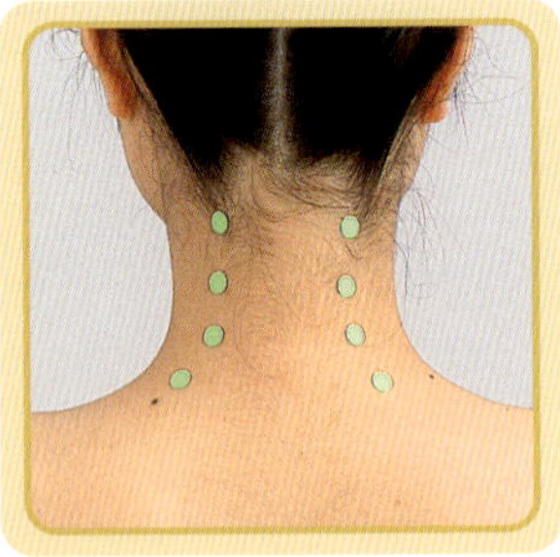

2✦ 首の変形ポンパージュ

6回

下を向き、頭の付け根のくぼんだところを4本指で押さえる。
そのまま指は動かさずに、首を上下。適度な力で圧迫できる。

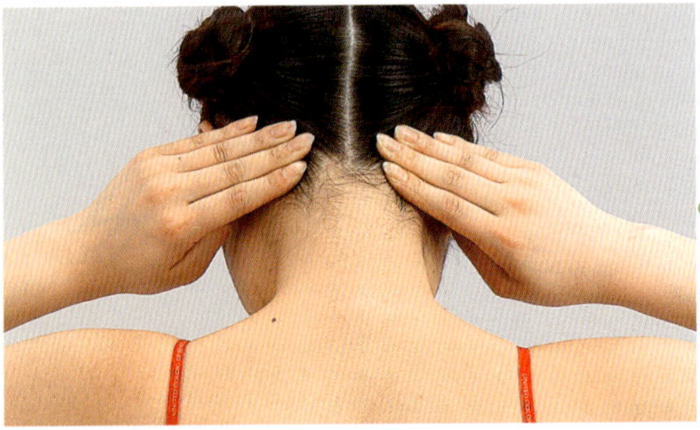

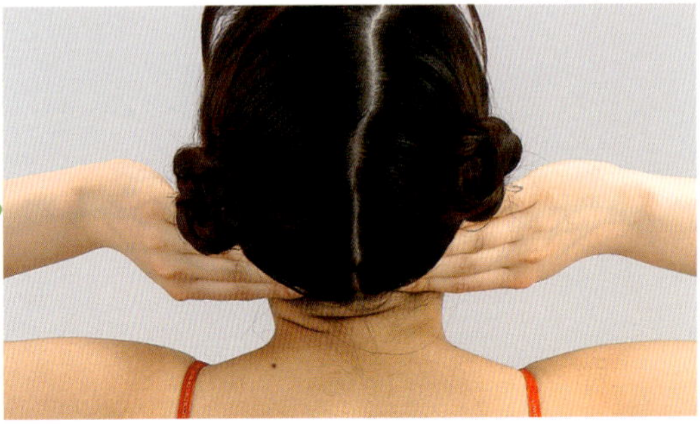

PLUS+1

頭痛が起こってしまったら……

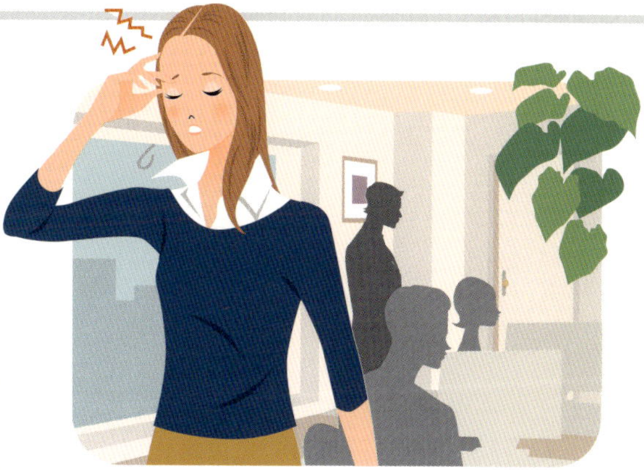

頭痛の種類はさまざまで、それぞれ対処法が異なります。一般的に“ギュッと頭が締めつけられるような痛み”は緊張性頭痛といわれ、肩コリやストレスなどによって引き起こされるもの。血管の収縮が主な原因のため、ここで紹介したマッサージやホットタオルで血行をよくして。一方、“ズキンズキンとした痛み”は片頭痛の可能性が。この場合は、頭を冷やして安静にするのが大切。マッサージは御《ご》法《はっ》度《と》です。ケアの仕方には気をつけて。

3✦ 側頭部の変形缶切り

各1回

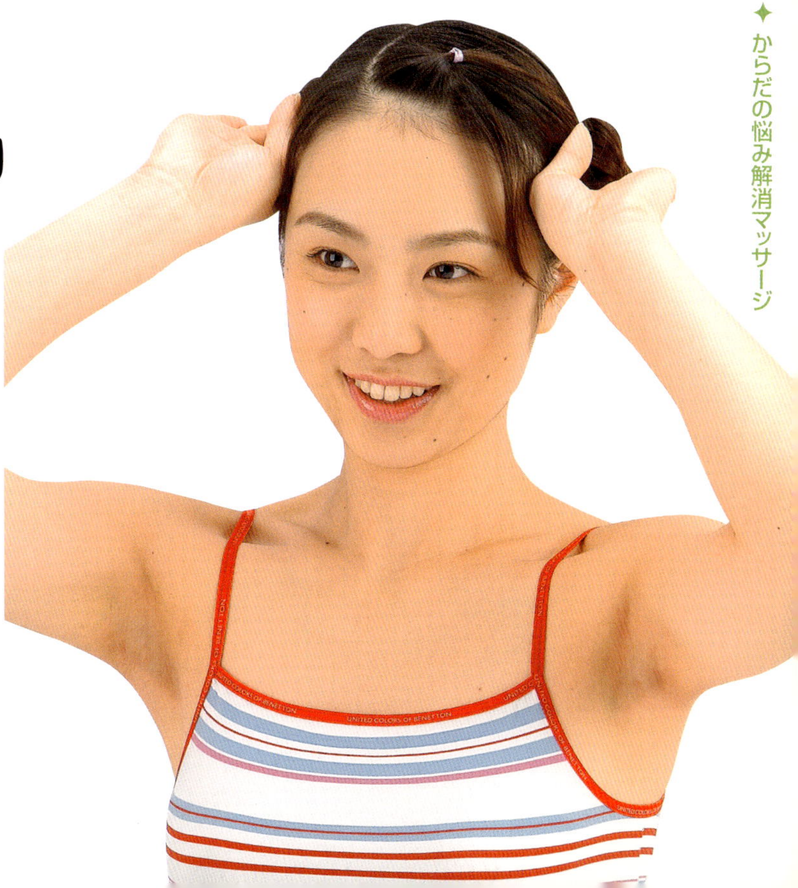

人差し指の側面を側頭部に少し斜め上から差し込むように当てる。人差し指を支点にし、小指側を上げて刺激。この要領で、側頭部の上のほうから耳の上まで3カ所程度やって。

目の疲れ

目が疲れていると、首のコリや肩コリだけでなく、ひどい場合は吐き気をもよおすこともあります。パソコンや携帯メールなど、目を酷使する機会が多い現代。体のあちこちに疲れが広がりやすいので気をつけましょう。目と同時に疲労しやすい首や肩もマッサージしていきます。

1 目を温める

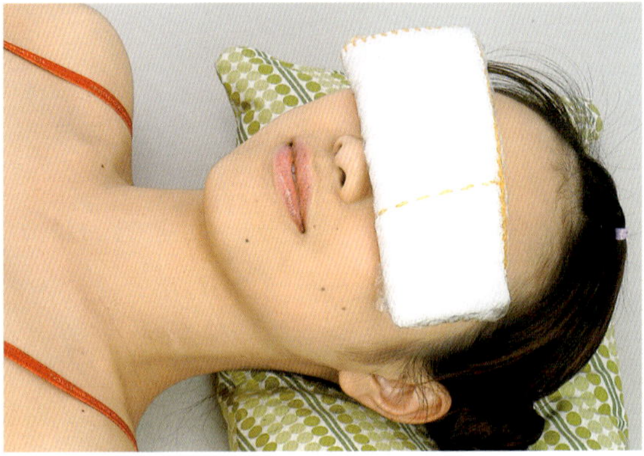

目の上にホットタオルを当て、冷めるまでゆっくりリラックス。
（ホットタオルのつくり方は21ページ）

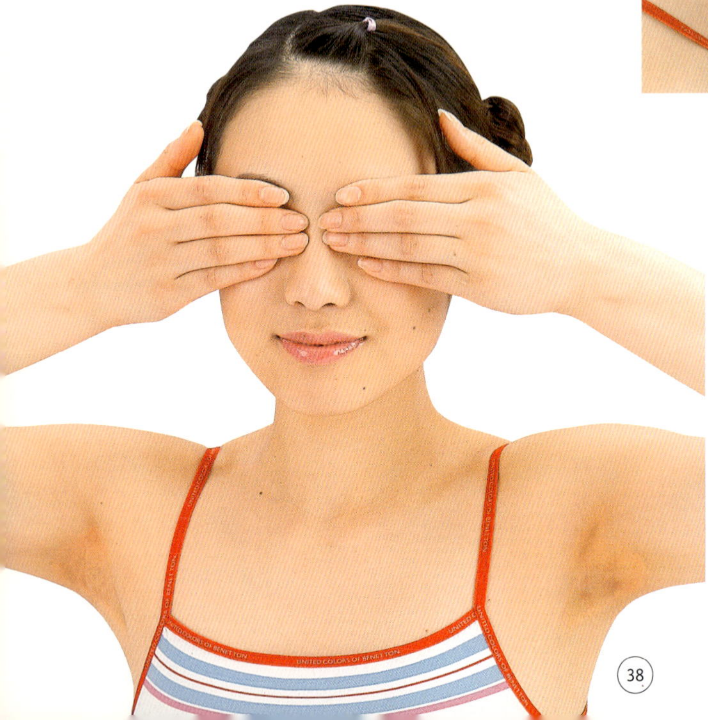

2 眼球をポンパージュ

6回

両手を目に当て、目の奥に向かってやさしく押し、眼球を圧迫する。

3 ✦ 眉頭をプッシュ

各1回

眉頭《まゆがしら》の下のくぼみを親指で押す。このとき、親指は上のほうから差し込まずに、真っ正面から圧迫して。

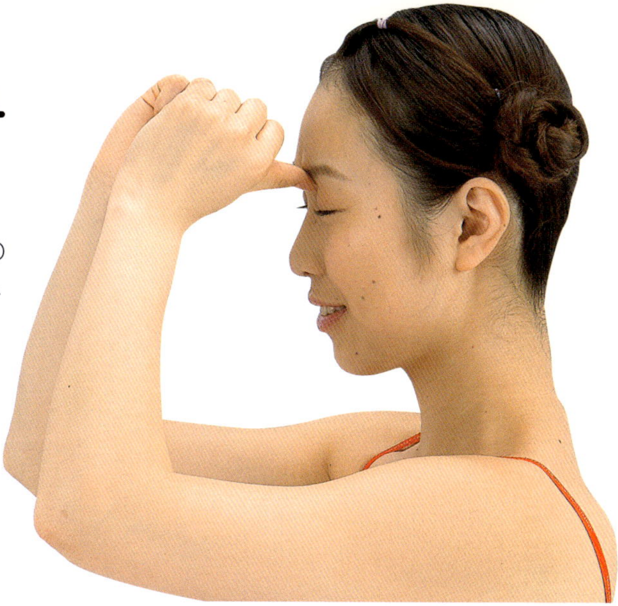

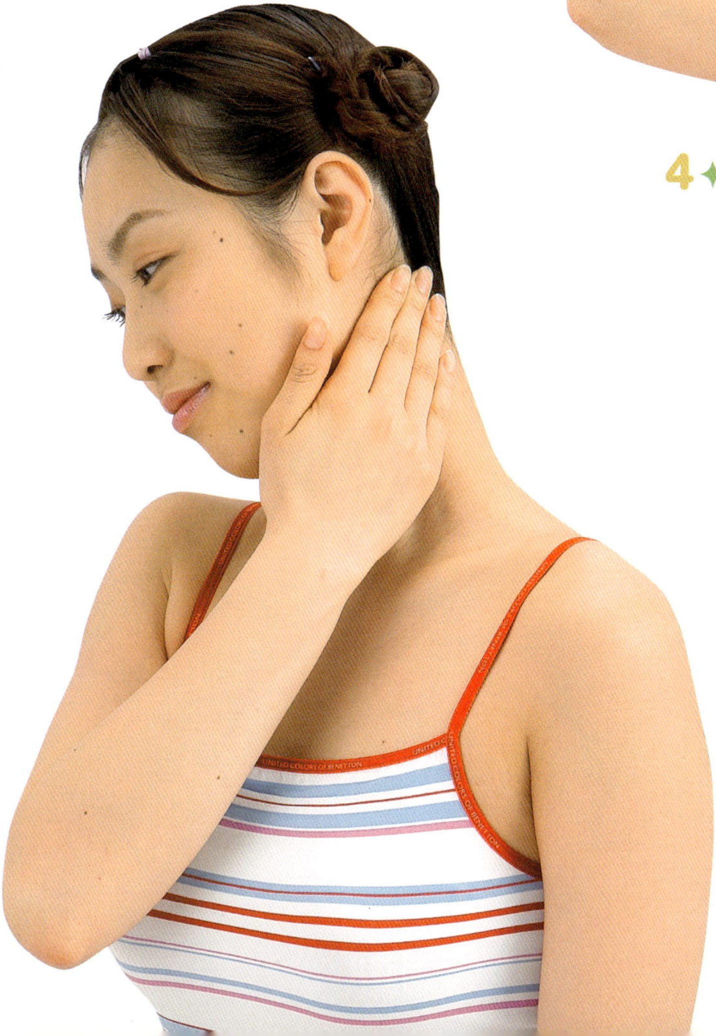

4 ✦ 首すじのポンパージュ

左右各3回

首を横に倒して、耳の後ろのくぼみから首すじに沿って押していく。目が疲れていると、首のリンパ節が腫《は》れている場合もあるので、ゆっくりやさしく押すこと。

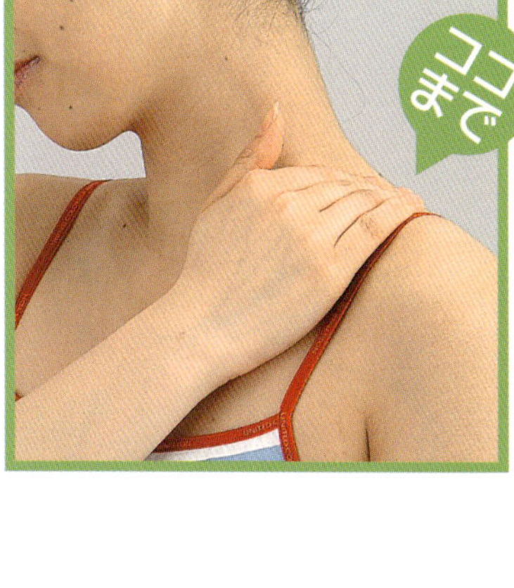

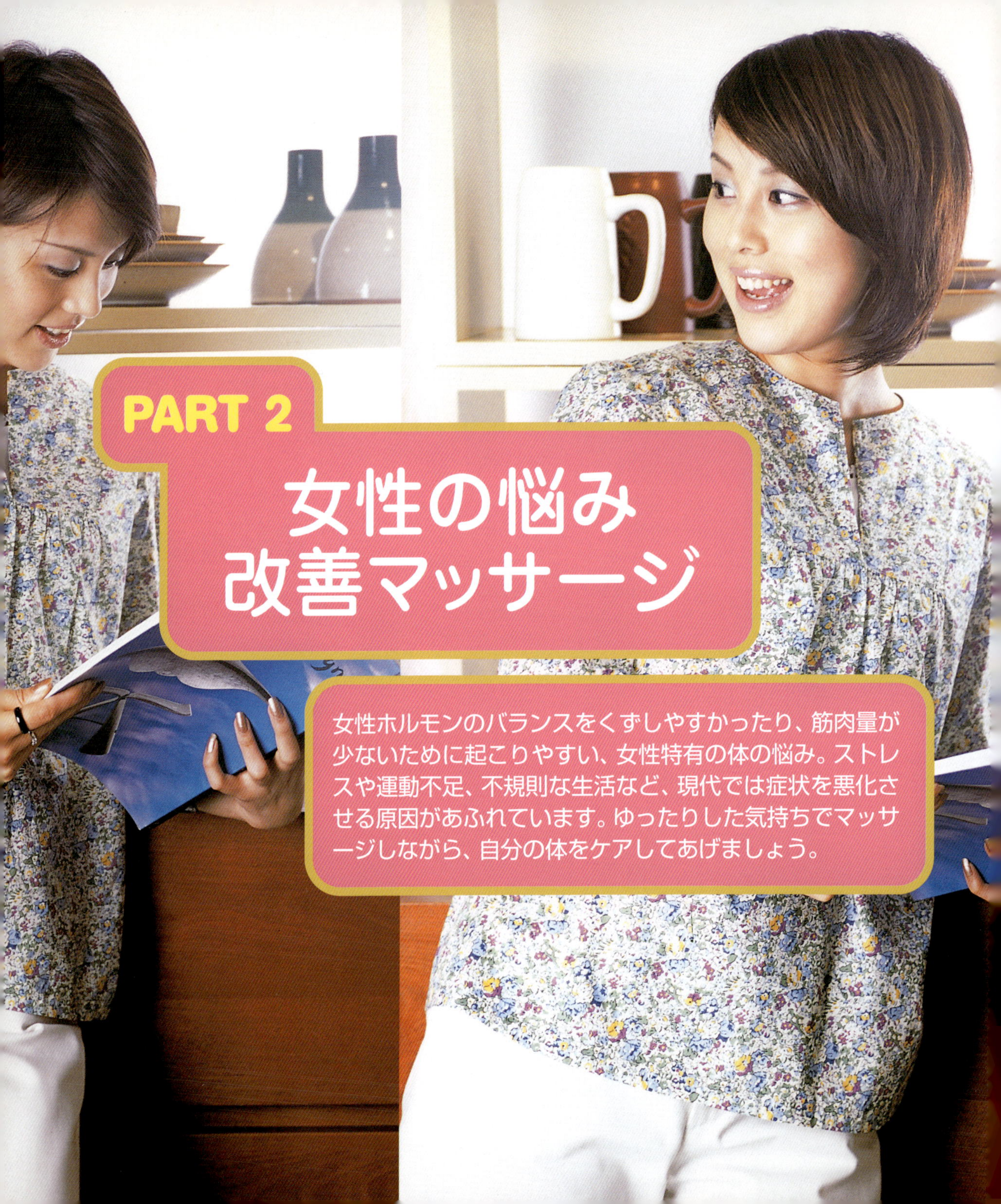

PART 2

女性の悩み改善マッサージ

女性ホルモンのバランスをくずしやすかったり、筋肉量が少ないために起こりやすい、女性特有の体の悩み。ストレスや運動不足、不規則な生活など、現代では症状を悪化させる原因があふれています。ゆったりした気持ちでマッサージしながら、自分の体をケアしてあげましょう。

check!

あなたはドロドロリンパ？
―女性の悩み編―

1. 水分をあまりとらない
2. 汗をあまりかかない
3. アレルギーがよく起きる
4. 寝る前に晩ごはんを食べる
5. 最近便秘がち
6. ストッキングをはいている時間が長い（12時間以上）
7. 手足が冷える
8. 入浴はシャワーが多い
9. 夕方になると足がむくむ

チェックが 6つ以上

ドロドロリンパの影響が、ホルモン分泌の乱れや免《めん》疫《えき》力の低下にまで及んでいる可能性があります。このままでは生殖器の老化が加速してしまい、更年期が早くきたり、子宮内膜症など婦人科系の病気を引き起こしかねません。チェックが6つ以上ついた人は冷え性の場合がほとんど。冷え性のマッサージと自分で選んだマッサージを寝る前に必ず行なうようにして、体質改善を目指しましょう。また、半身浴も習慣化したいところです。

チェックが 5つ以下

冷えからくる肥満にも要注意の状態です。二の腕、下腹部、首の後ろ、腰まわりなどに脂肪がつきやすく、気づかないうちにオバサン体型になってしまう可能性も。自覚症状のあるマッサージだけではなく、余裕があればスリミングマッサージも追加してみましょう。

チェックが 3つ以下

リンパマッサージの効果を早いうちに実感できそうです。注意したいのは自分では気づいていない“隠れ冷え性”の人。体表面を触ってみて。冷えていませんか？　自覚がなくても、冷え性のマッサージを追加しましょう。

冷え性

冷え性の人はリンパの流れが慢性的に滞《とどこお》り気味です。自覚症状がなくても足先が冷たい人は冷え性です。この際、歯磨きのように、リンパマッサージを毎日の習慣にしてしまいましょう。冷え性は、免疫《めんえき》力の低下や代謝《たいしゃ》の悪さ、ホルモンバランスのくずれなどを引き起こし、老化現象を進める場合も。美容と健康のために、こまめなケアを心がけて！

1 ✦ そけい部のマッサージ　6回

太ももの付け根に沿って、外側から内側にさする。

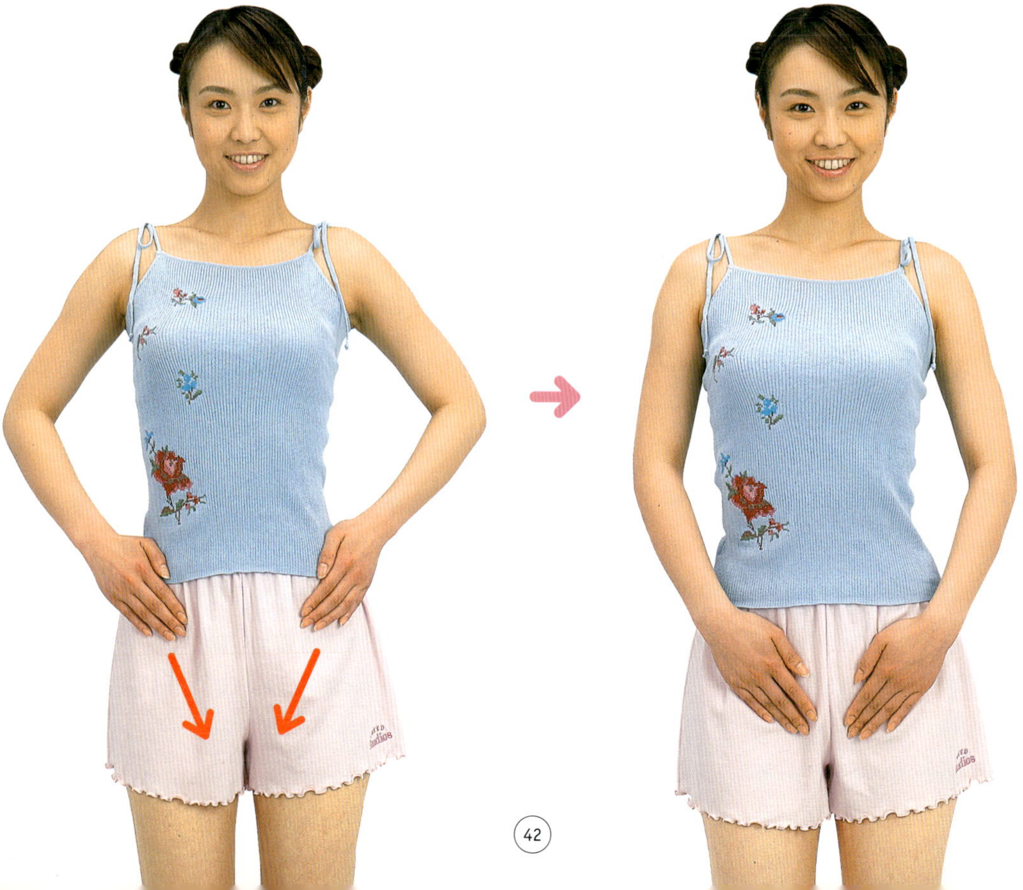

2✦ 足首の曲げ伸ばし 3〜6セット

つま先をできるだけ内側に倒したあと、足の甲を十分伸ばす。ゆっくり繰り返して。足全体のリンパの流れがよくなります。

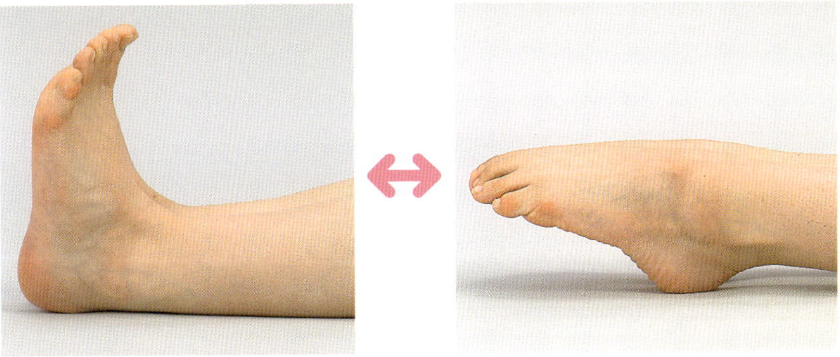

3✦ 足裏のドレナージュ

6回

両手の親指で、足の裏を外側から内側に向かって交互にさする。足の裏全体をくまなくやりましょう。

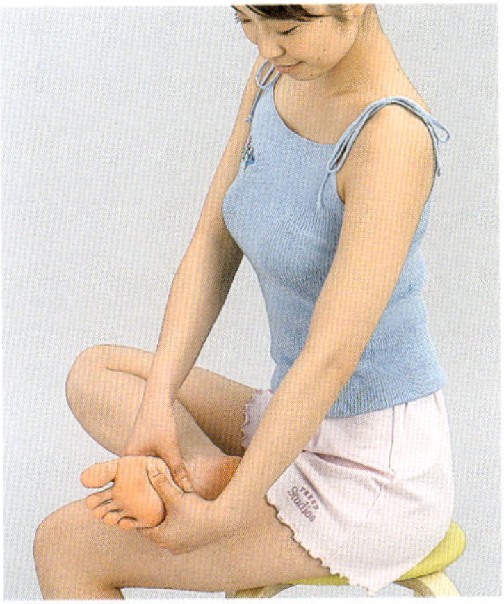

point

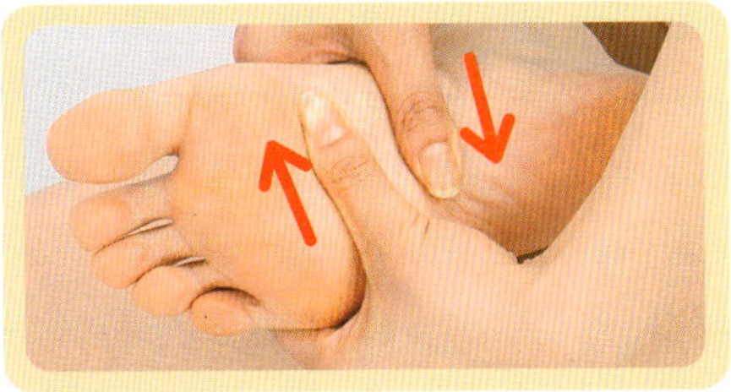

4✦ 趾《し》間のリンパを流す

足趾《そくし》の間に手を入れて、左右へ振る。最初は浅く指を入れ、左右に振りながら徐々に深く入れていく。足趾の股と手指の股が合わさるまでやって。

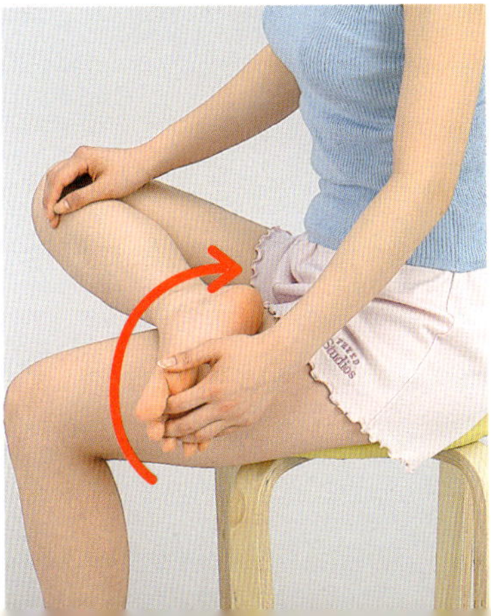

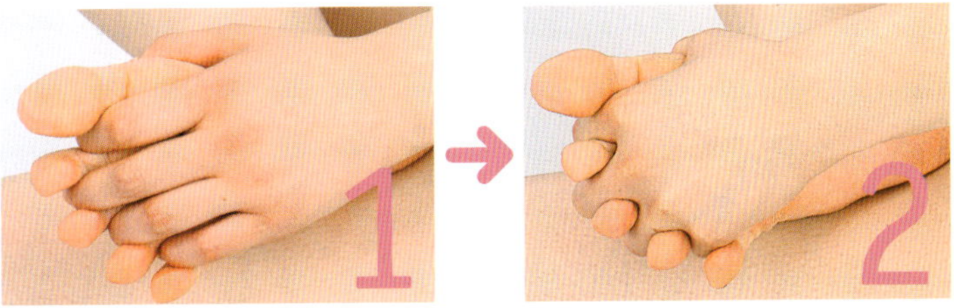

指を浅めに入れて振る。

指を深く入れて振る。

ニットキャミソール ¥5,900／ユナイテッド・カラーズ・オブ・ベネトン

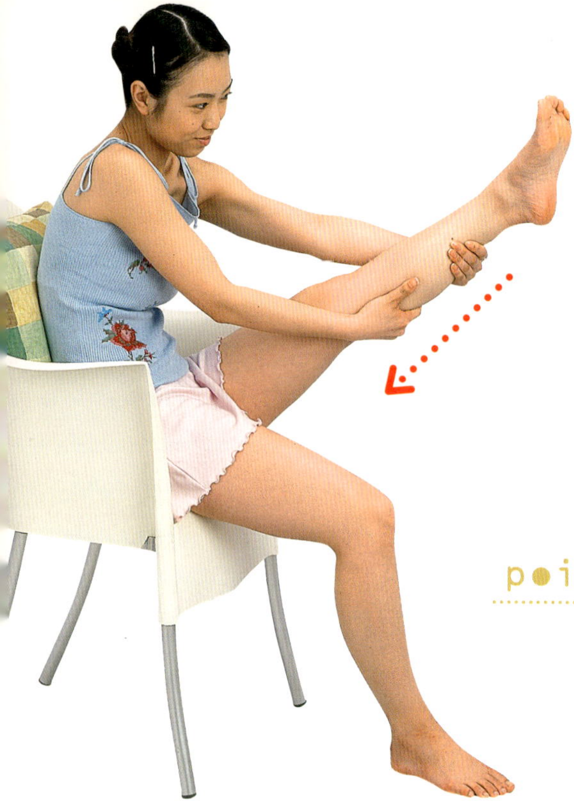

5 ふくらはぎのペトリサージュ

左右各6回

脚を伸ばして両手でつかみ、
足首からひざまでもんでいく。
ソファや壁際など背もたれできるところで。

point

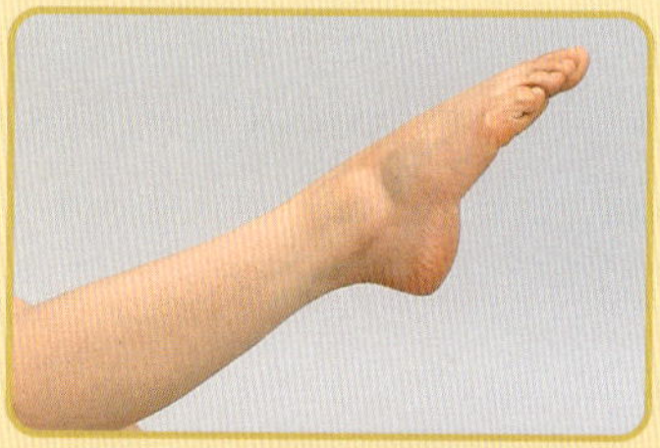

つま先はできるだけまっすぐ伸ばして。

6 ふくらはぎのドレナージュ

左右各6回

脚をまっすぐ伸ばして両手ではさみ、足首からふくらはぎのサイドを通って、ひざ裏に流し込む。

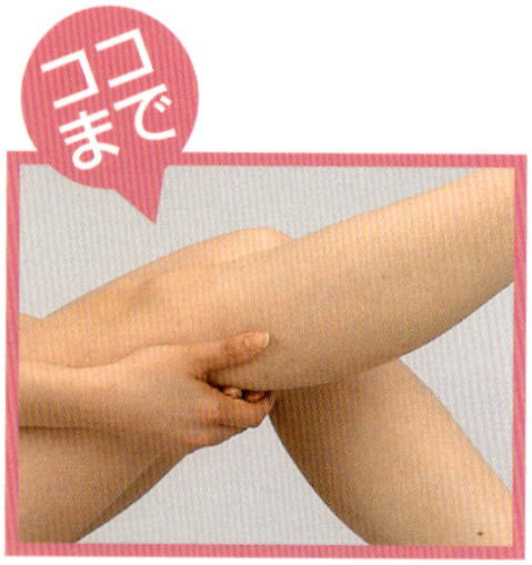

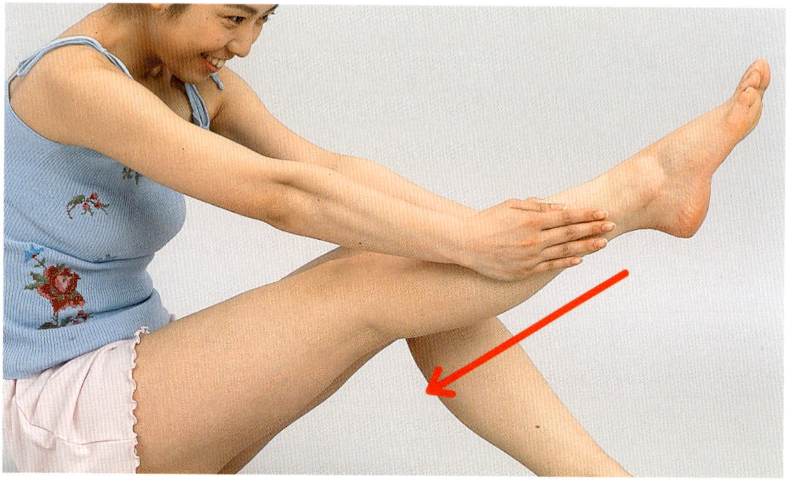

Partner ♡ Massage パートナーマッサージ

1✦ 足の甲のドレナージュ 各6回

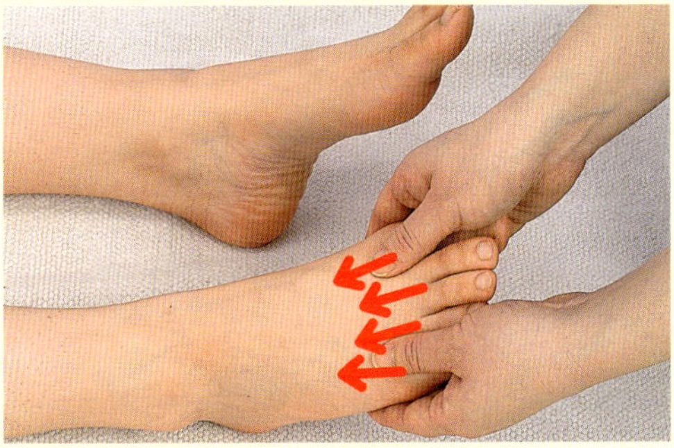

足趾《そくし》の骨と骨の間4ヵ所を、外側から順にさすり上げる。それぞれ骨が交わるところまで流して。

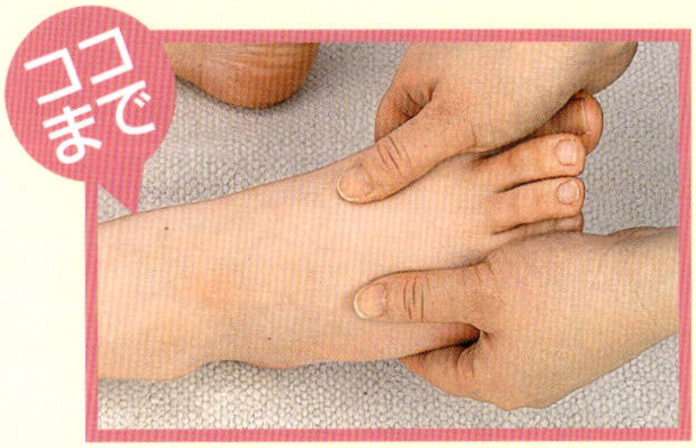

2✦ くるぶし・かかとのドレナージュ

左右各6回

くるぶしからかかとにかけて、手でくるむように強めに流す。

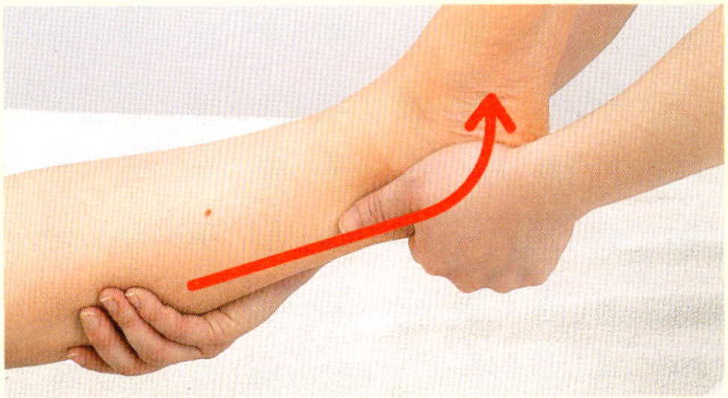

3✦ 趾《し》間のリンパを流す

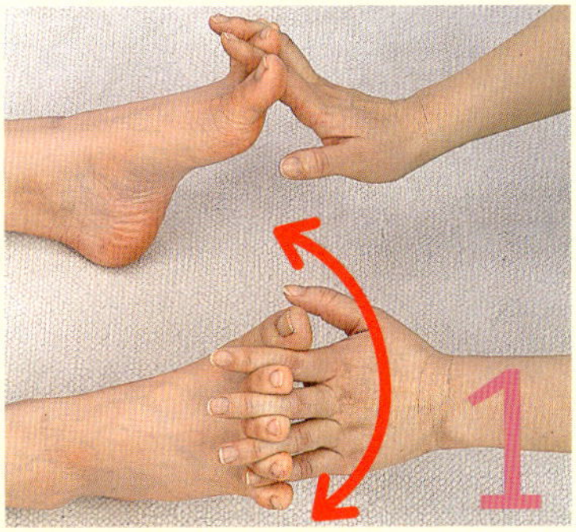

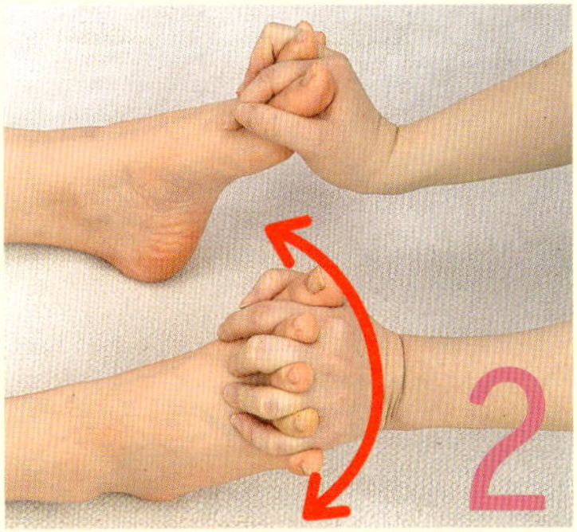

足趾の間に両手を入れて、左右にふる。ふりながら、徐々に指を奥まで深く入れていって。

便秘

“便秘は万病の元”といわれます。便秘によって、肌荒れや食欲不振はもちろん、イライラや肩コリ、頭痛などが起こる場合もあるとか。さらに、内臓脂肪を蓄積しやすい状態になるのも困りものです。腸に刺激を与えて活発化させつつ、腸のまわりにくまなく走るリンパの流れを促して、腸から脂肪を運び出しましょう。

1 ✦ 腰のサイドを叩く

12回

腰の両脇をこぶしで叩く。ゴルフボールなどを転がして刺激してもOK。

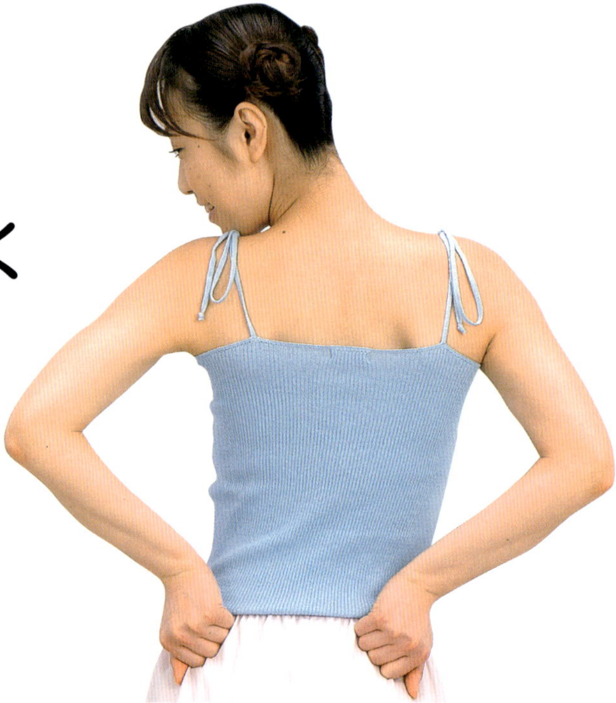

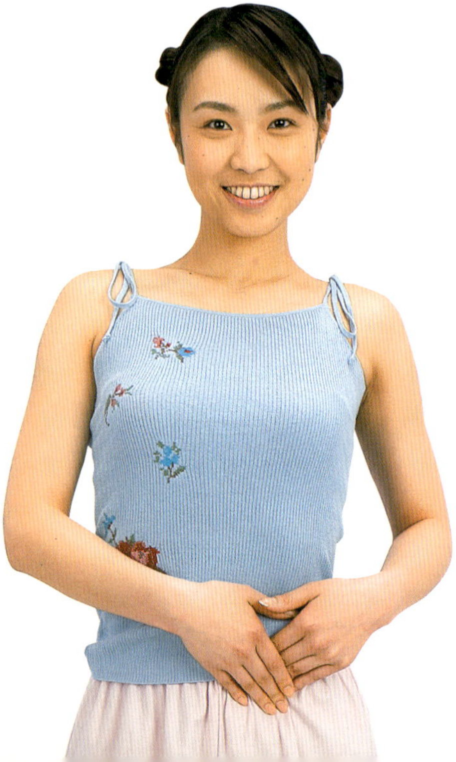

2 ✦ 下腹部左をプッシュ

6回

おへその左斜め下を両手で押す。この付近はちょうど腸の出口に近い部分。詰まりを取り除くつもりで刺激して。

3 ✦ 下腹部をプッシュ　6回

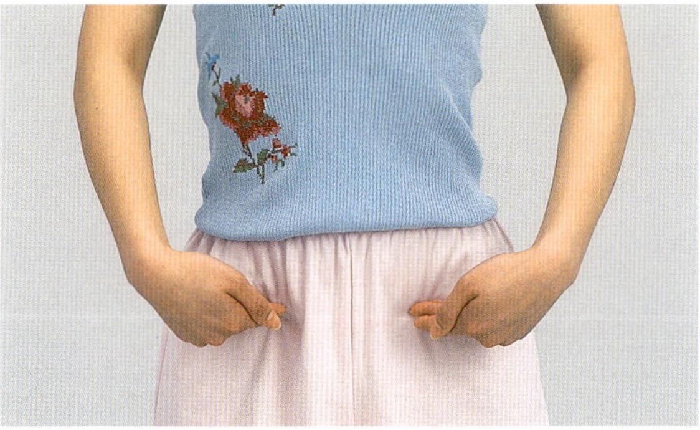

下腹部の中間に、
4本の指を差し込むようにして押す。

4 ✦ 腸のマッサージ　6回

おへそを中心に長方形を描くようにして、下腹部の右側から時計まわりになでる。腸の形に合わせてマッサージ。

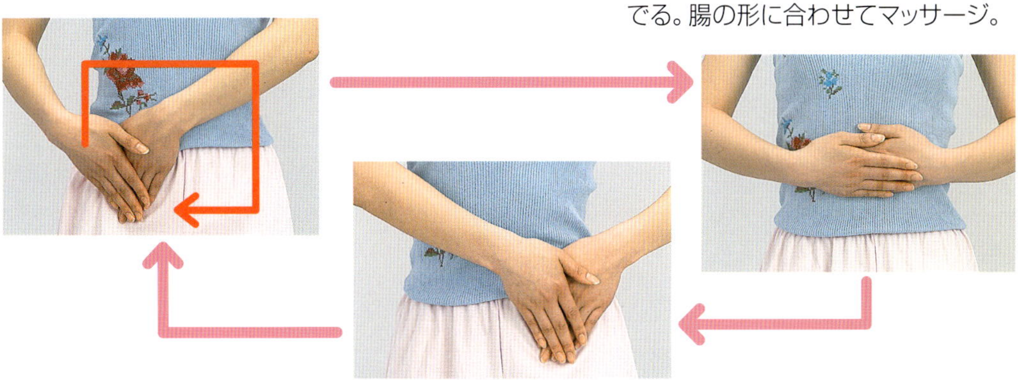

PLUS+1

便秘にもおすすめ！　ハーブティ

便秘解消には規則正しい生活などが大切なことはわかっていても、実行するのはなかなか難しいもの。そこで、おすすめなのがハーブティです。便秘に効果的といわれるもののなかでも、ビタミンCが豊富なローズヒップティは肌あれ対策に、ハイビスカスティは利尿作用があるので、むくみにも有効。ホッとひと息つけば、ストレスが原因の便秘対策にもなります。

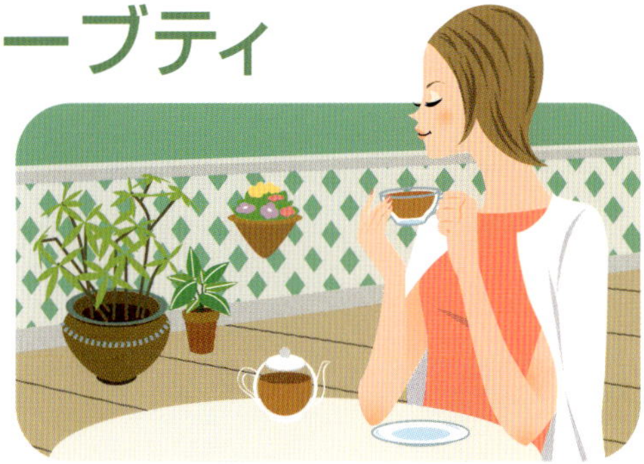

生理痛&生理不順

ホルモンバランスのくずれや冷え性、ストレスなどによって、生理痛や生理不順が起こります。下半身をマッサージして、体を温めたり、リラックスして、症状を軽くしていきましょう。生理不順の人はむくみやすいので、積極的にリンパの流れを促すことも大切です。症状があまりにもひどい人は医師に相談して。

1 ✦ そけい部のドレナージュ　6回

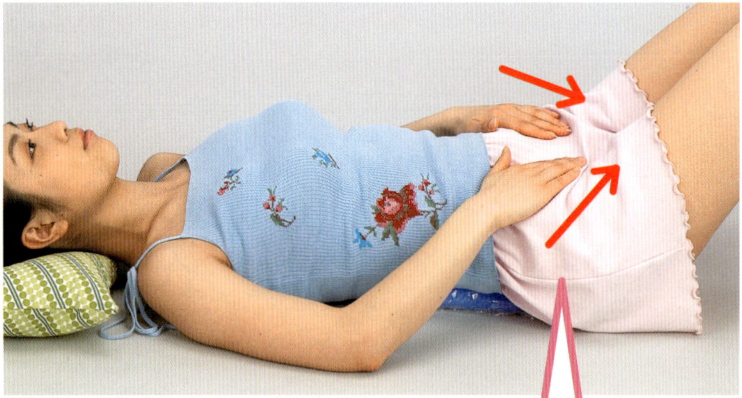

point

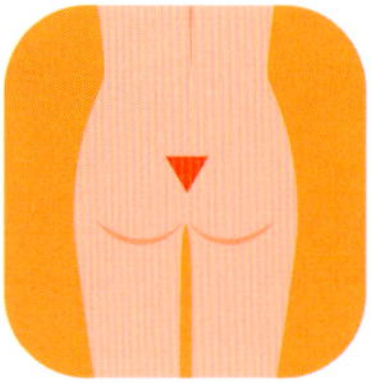

仙骨は、尾てい骨の上にある逆三角形のくぼみ部分

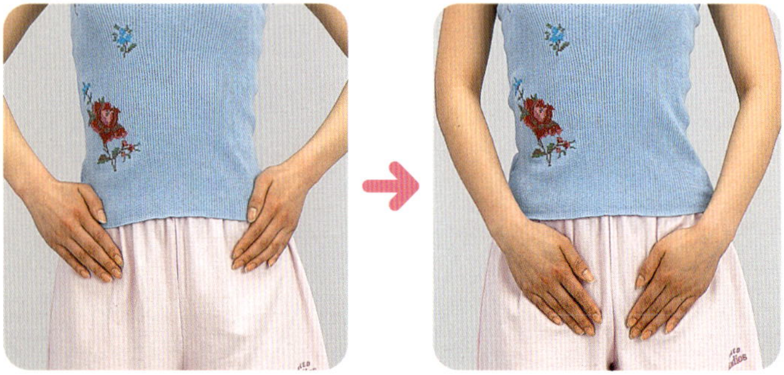

尾てい骨の上にある仙骨《せんこつ》に当たるようにホットタオルを敷き、ひざを立てて、そけい部をさする。仙骨は骨盤をつなぐ要となる骨で、“瘀血《おけつ》”といって汚れた血が滞《とどこお》りやすい部分。温めると、血液やリンパの流れが促される。

2-1 ✦ ふくらはぎのドレナージュ　左右各6回

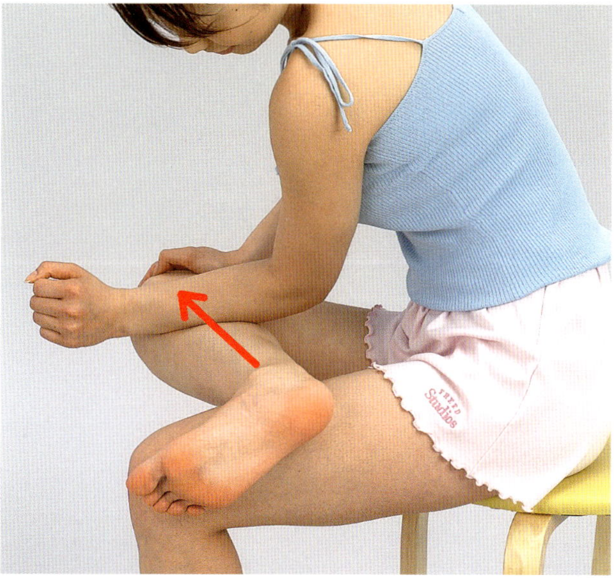

前腕の外側をつかって足首からひざまでリンパを流す。

point

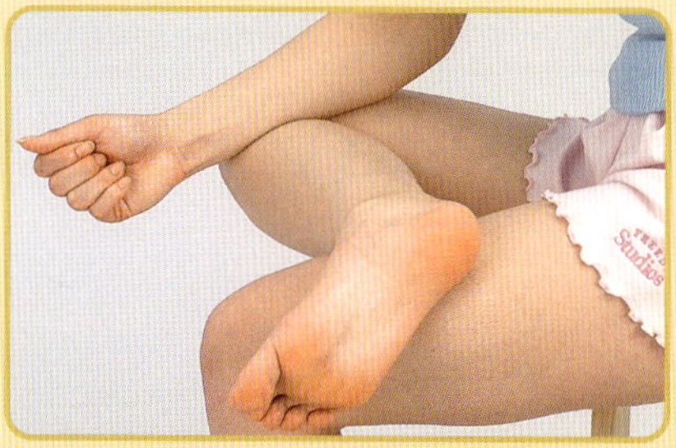

腕はどちらでもやりやすいほうでOK.

2-2 ✦ 太ももの ドレナージュ

左右各6回

次に、ひざから太ももまで流す。このときは、脚と反対の前腕をつかい、もう一方の手で手首をつかんで手前に引っぱるようにして。前腕はなるべくひじ寄りの場所をつかうこと。

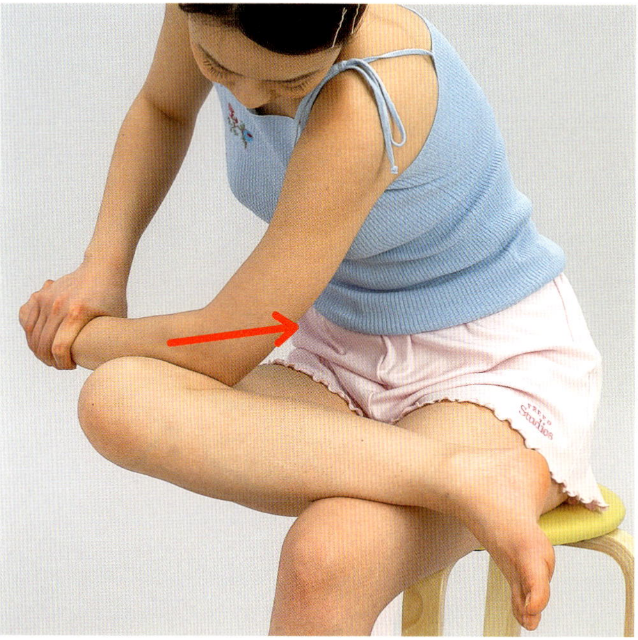

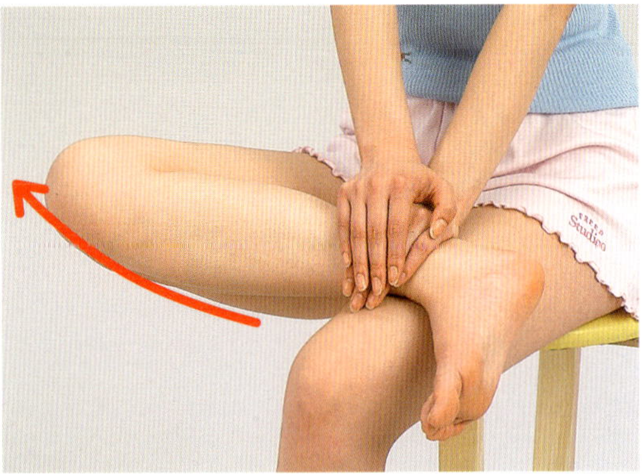

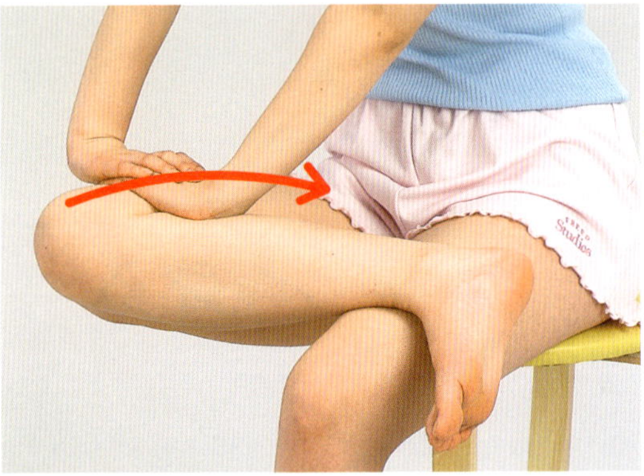

3 ✦ 脚のドレナージュ

左右各6回

両手を重ね合わせて、足首からふくらはぎを流し、ひざまできたら写真のように手の重ね方を変えて、太ももをさすり上げる。そけい部に流し込むように。

point

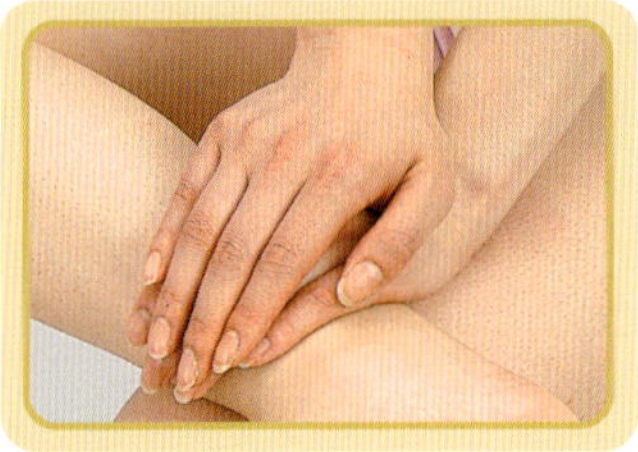

point

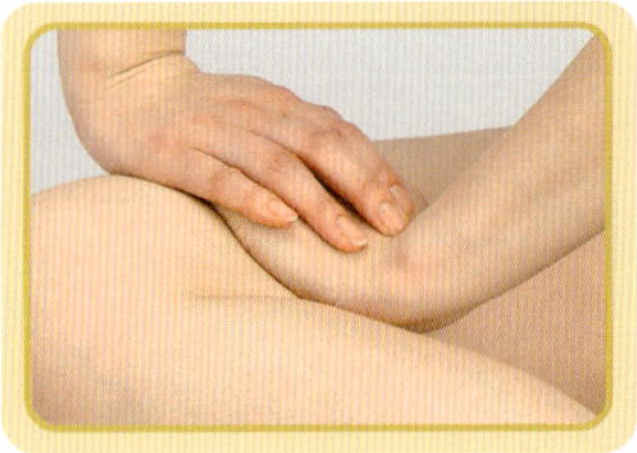

4 ✦ 仙骨のドレナージュ

6回

腰に手を当て、内側に向かってさすりおろす。

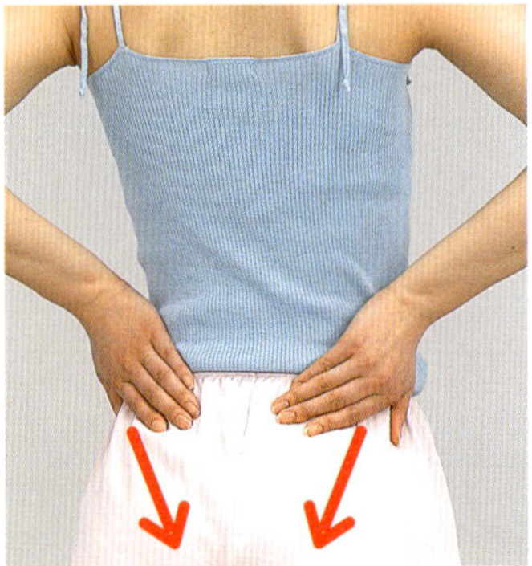

5 ✦ 仙骨のプッシュ

3回以上

腰骨のあたりに指先がくるようにして手を置き、親指で仙骨を押す。押してみて気持ちいいところがポイント。

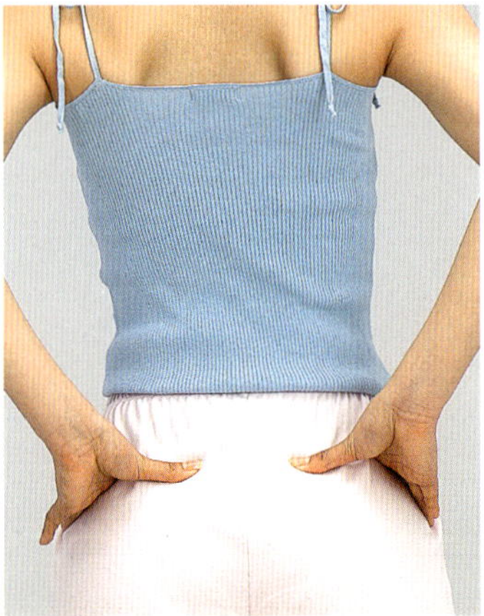

肌あれ

肌は一種の排泄器官でもあります。たとえば、体内に老廃物や有害物質が増えると、肌から外へ出ようとして肌表面に集まってきます。その結果、肌あれとして現われることに。マッサージで顔にたまった毒素を動かして、汗や尿で排泄しましょう。また、不摂生な生活は肌あれにつながります。“生活のあれ”を想像させるので、気をつけて。

1✦ 鎖骨のポンパージュ　6回

鎖骨《さこつ》上のくぼみを4本の指でプッシュする。顔のドロドロリンパを流すには、鎖骨のリンパ節をまず流してあげることが大切。爪を立てないように気をつけて。

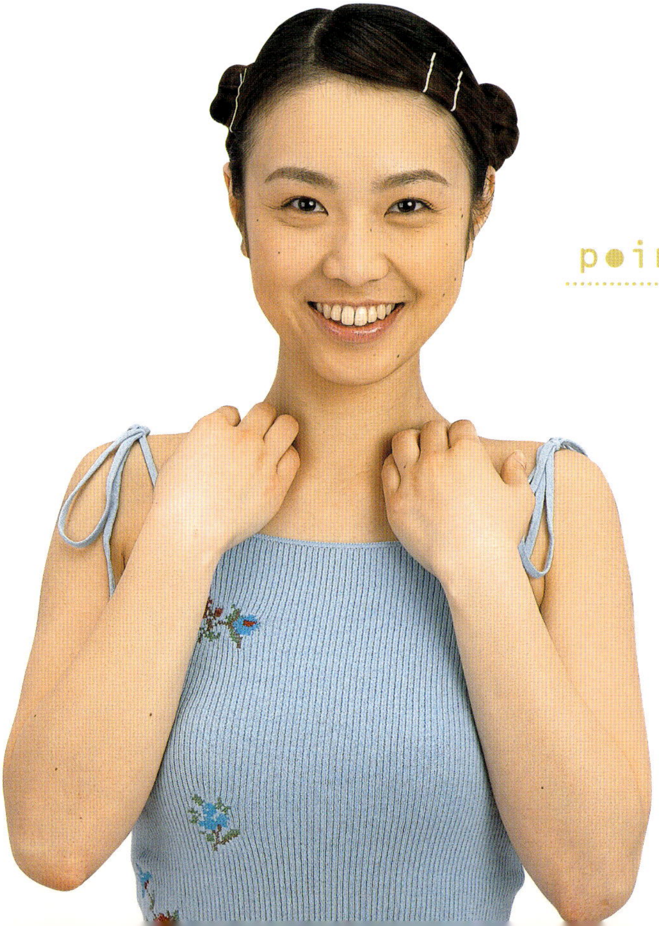

point

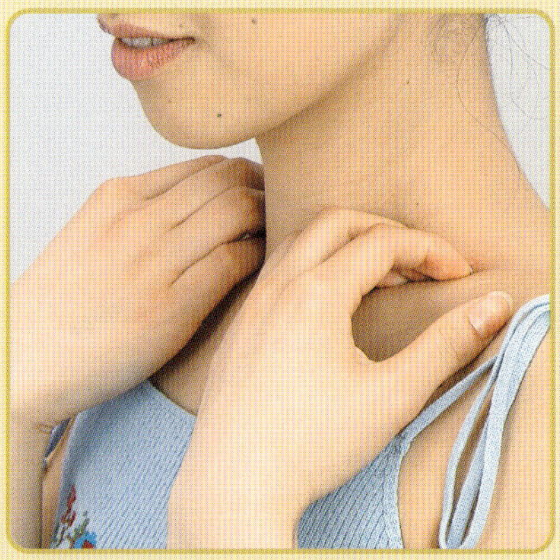

鎖骨のくぼみに指先を引っかけるようにして骨のキワをポンパージュ。

2 耳《じ》下《か》腺《せん》のドレナージュ

6回

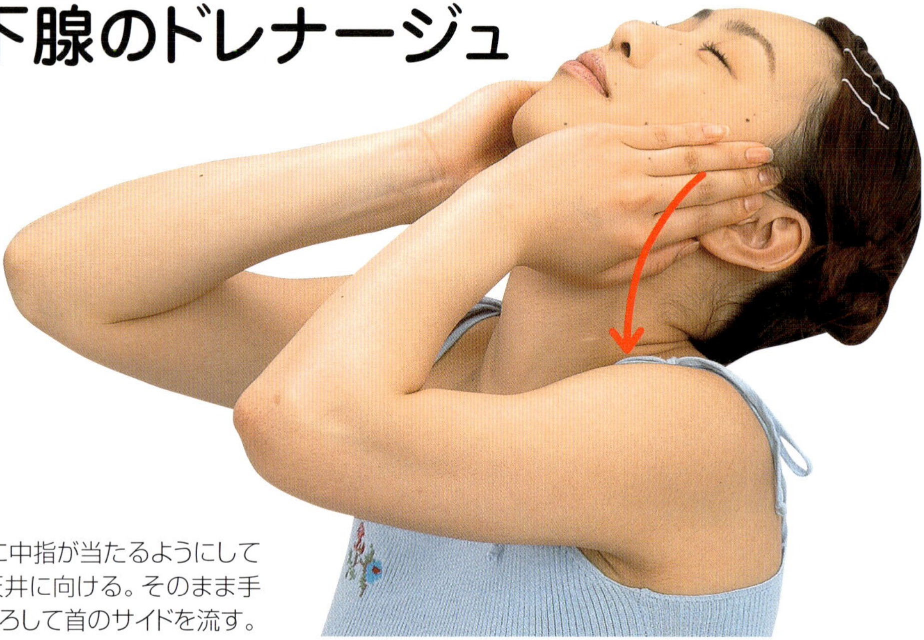

耳の前のくぼみに中指が当たるようにして手を置き、顔を天井に向ける。そのまま手をまっすぐ下におろして首のサイドを流す。

3 ヴァントゥーズ

2回

指を反らせた状態で、手のひらを頬に当てたあと、手全体を頬に密着させる。そのまま手でくの字をつくるようにして前に引き、パッと手を離す。事前に美容液やクリームを顔に塗っておくと、手と頬の密着度が高まるので効果的。

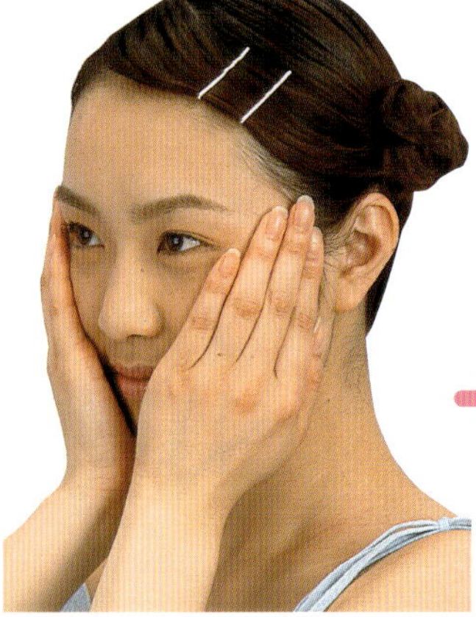

手のひらの下を頬につけるように当てる。

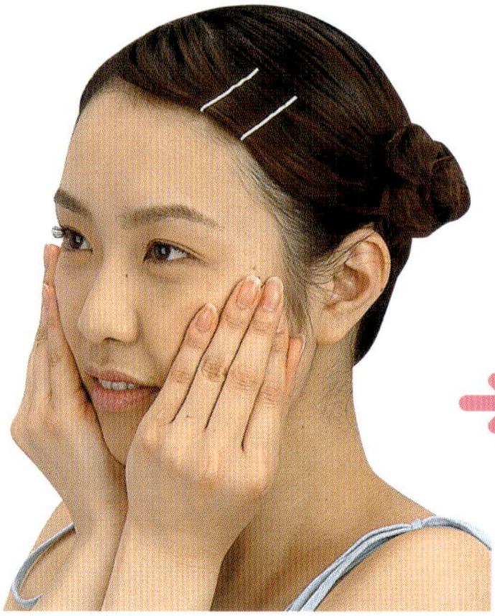

指で軽く押し当てながら、くの字をつくるように手全体でつまむ。

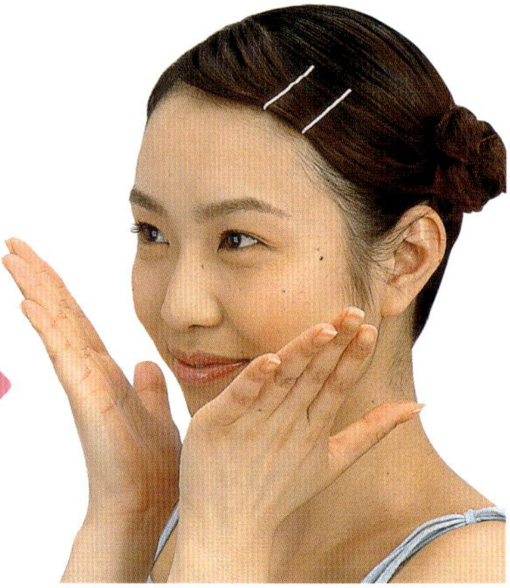

頬から手をパッと離す。

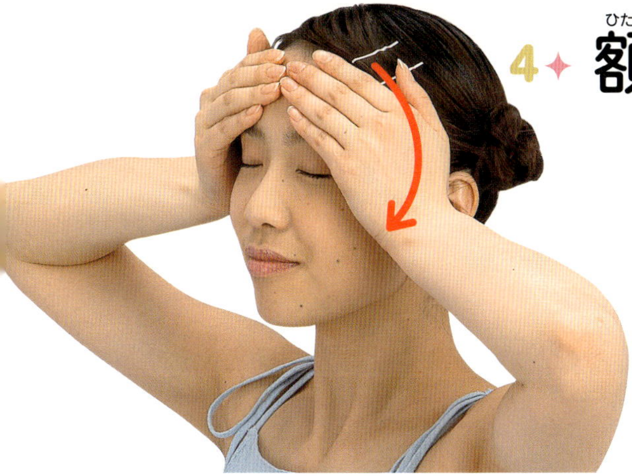

4✦ 額《ひたい》のドレナージュ　6回

少し上を向いて両手をおでこに当て、耳の前まで流す。

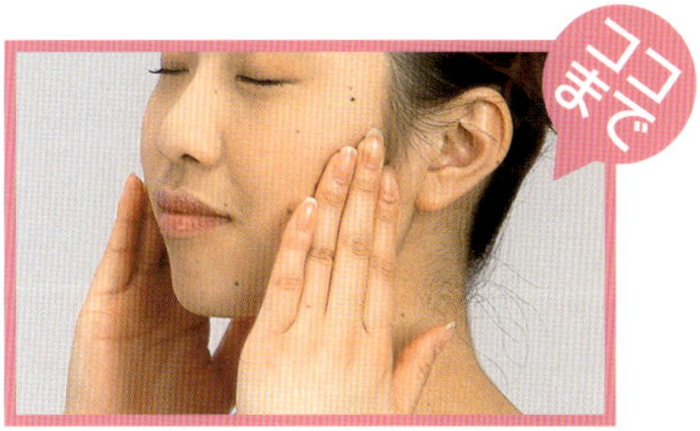

5✦ 頬のドレナージュ　6回

少し上を向き、鼻の両脇に手を当てる。手首を支点に、指先を耳のほうに動かして流す。

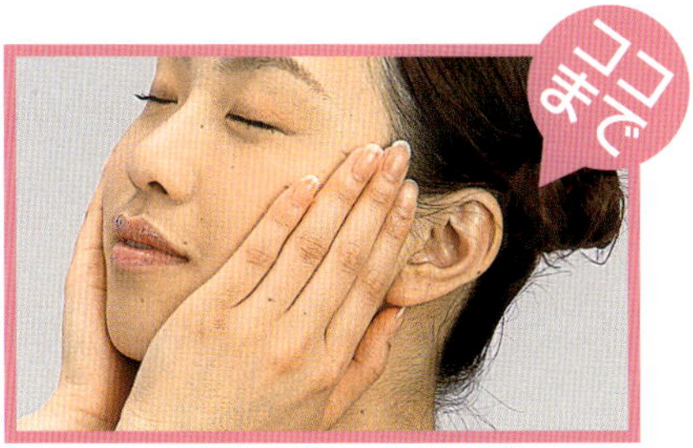

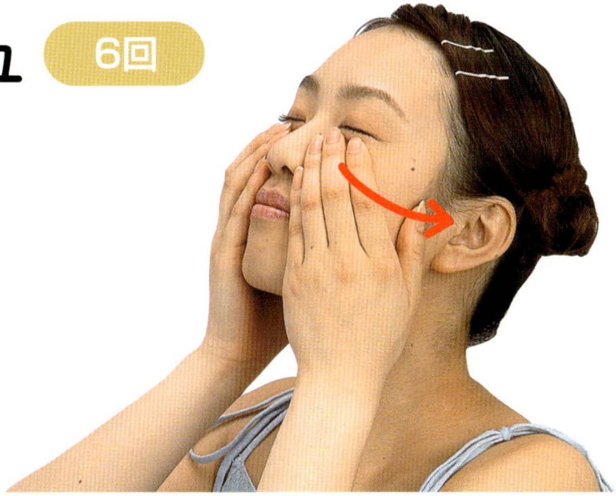

6✦ 首のドレナージュ　左右各6回

首を横に倒して、耳の下から肩先まで流す。

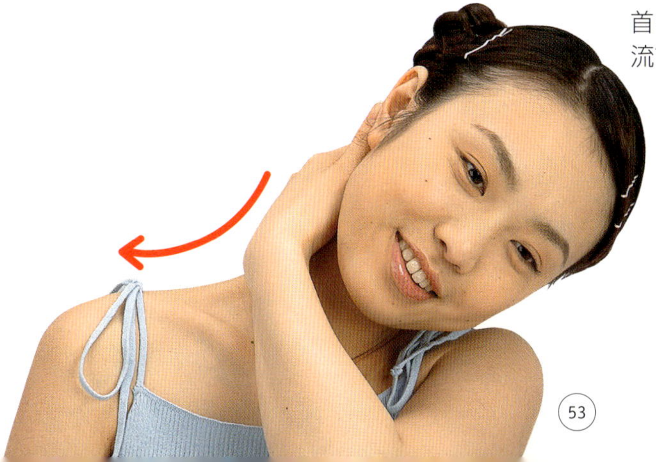

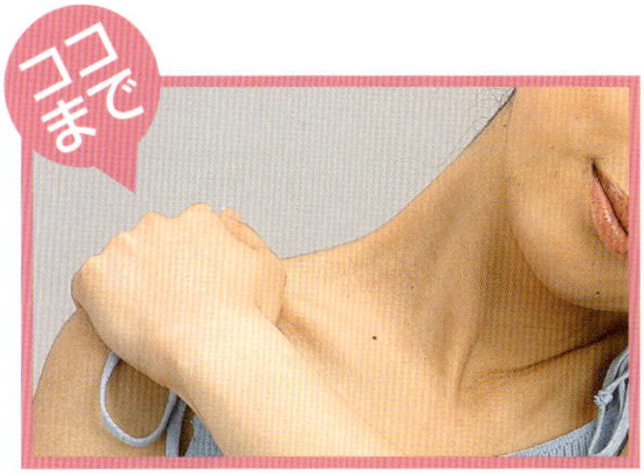

むくみ

むくんでいる場所には、リンパが滞留しています。そのまま放置して慢性化すると、ボディラインがくずれ、肥満を助長することにも。その日のむくみは、その日のうちに解消！　このマッサージをひととおりやれば、全身がすっきりします。1～5は仕事中や勉強中などの合間にぜひ取り入れて。

1 ✦ 首のリンパを流す

3セット

天井を見るようにして顔を上げ、唇をつき出して「ウ」の口をする。一度顔を下げて口を戻し、再度顔を上げて大きく「ア」の口にして元に戻す。

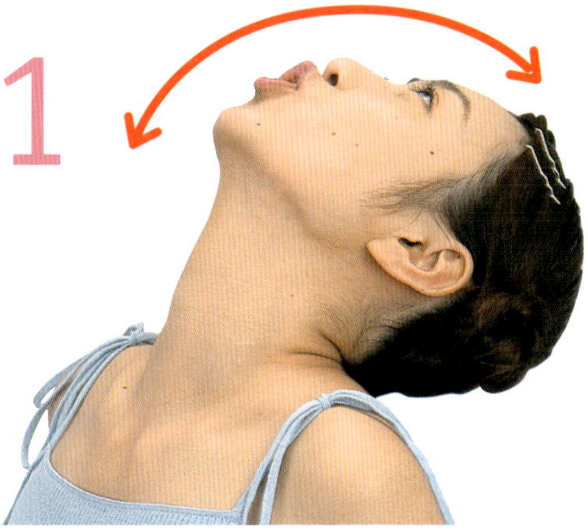

▶

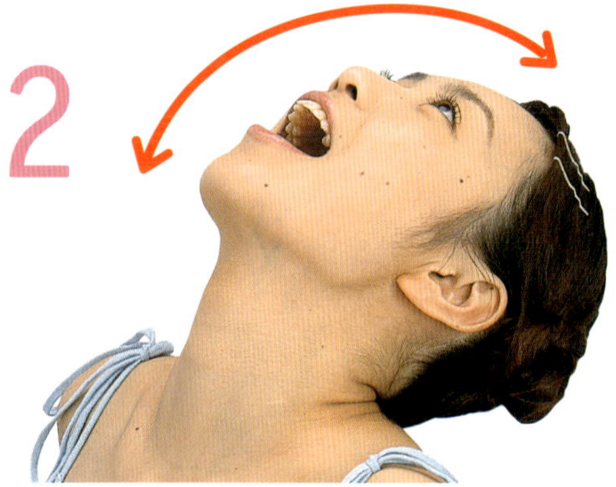

2 ✦ 手の甲と指先のドレナージュ

各2回

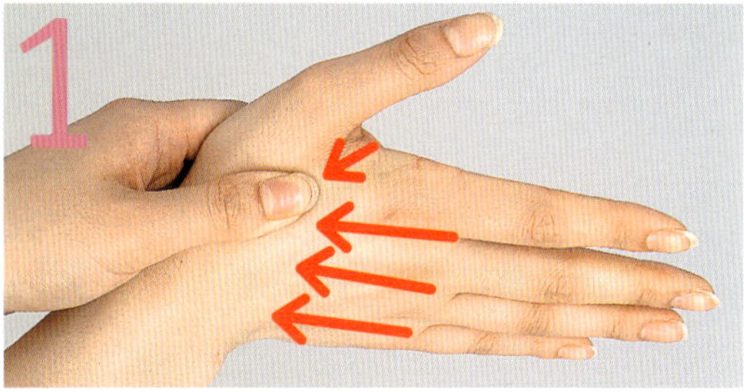

指の骨と骨の間を骨が交わるところまで親指で流す。

▶

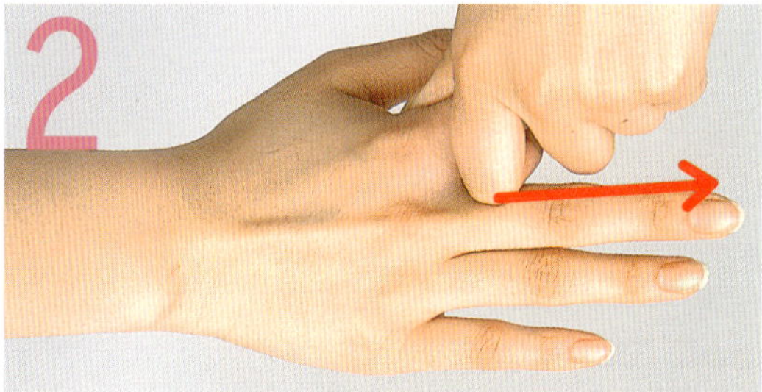

人差し指と親指で反対の手の指を握るようにして、付け根から指先まで流す。

3✦ 手のリンパを流す

6セット

腕をまっすぐ前に伸ばし、グー、パーをする。パーのときは、思いっきり指を開いて。

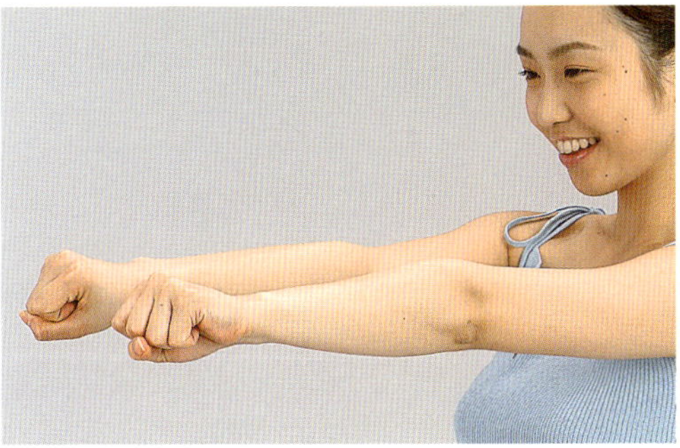

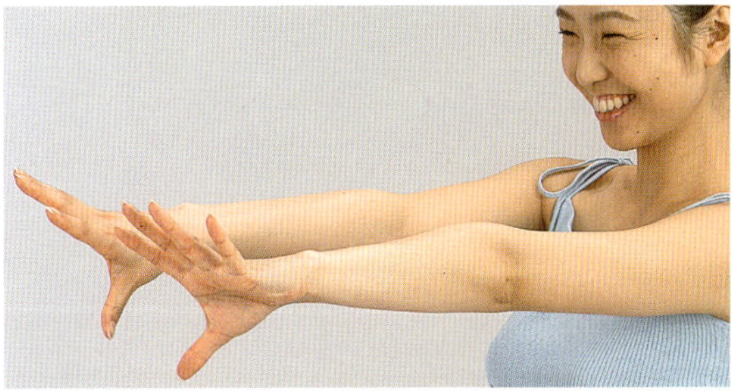

4✦ 前腕のドレナージュ

左右各6回

前腕を垂直に立て、反対の手で手首を握り、そのままひじまでなでおろす。

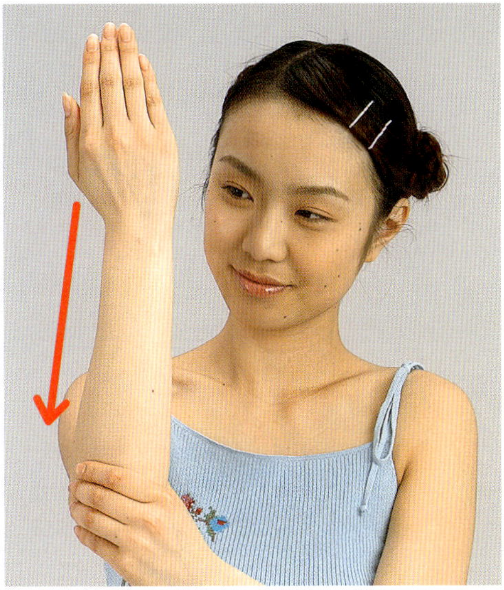

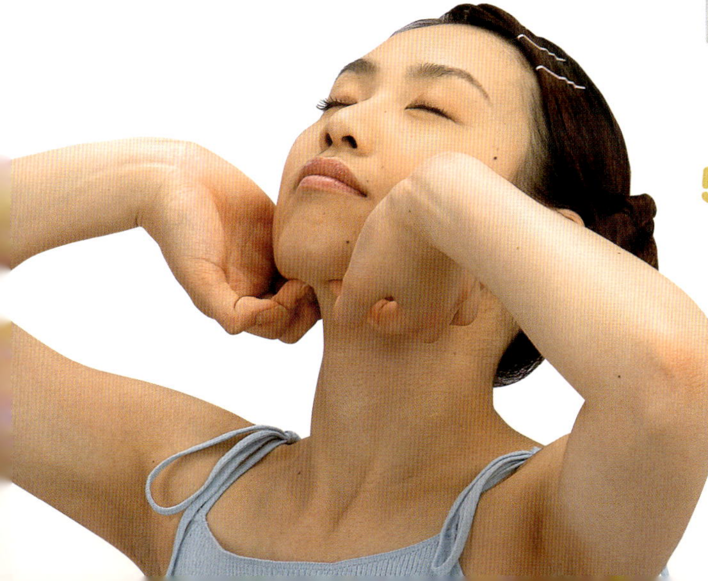

5✦ フェイスラインのティーレ

6回

アゴを上げ、フェイスラインの骨の内側に4本の指を引っかけるようにしながら押す。

6✦ 全身の筋肉を伸ばす　各1回

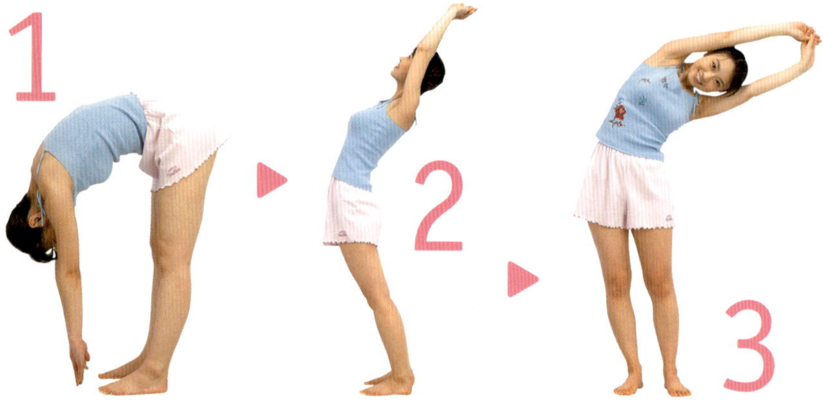

まずは前屈。続いて、太ももから伸ばすつもりで、体をゆっくり反らして元に戻す。今度は、横へ倒して脇をジワーッと伸ばす。反対側も同様に。ポイントは、ゆっくり息を吐きながら伸ばし、限界まで達したら一回深呼吸をして、ゆっくり元に戻すこと。筋肉がゆるみ、体全体のリンパが流れやすくなる。

7✦ 脚のリンパを流す　6回

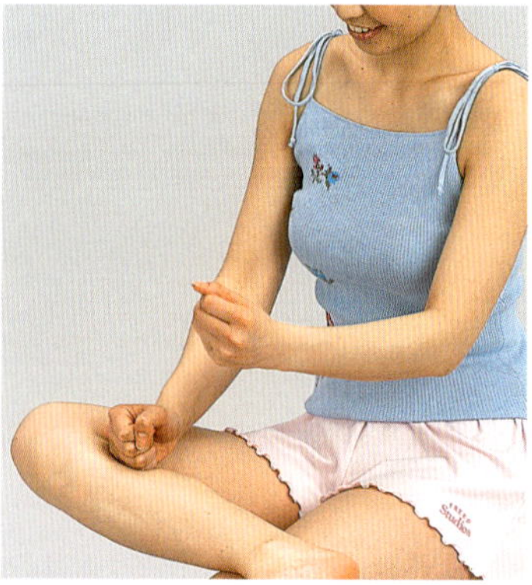

1足首から太ももまでリズミカルに叩く。

2前腕をつかって、足首から太ももの付け根まで流す。太ももの内側を流すときは、もう片方の手で手首をつかみ、手前に引くようにして（49ページ 2-1、2-2参照）。

8✦ 足先のリンパを流す　6回

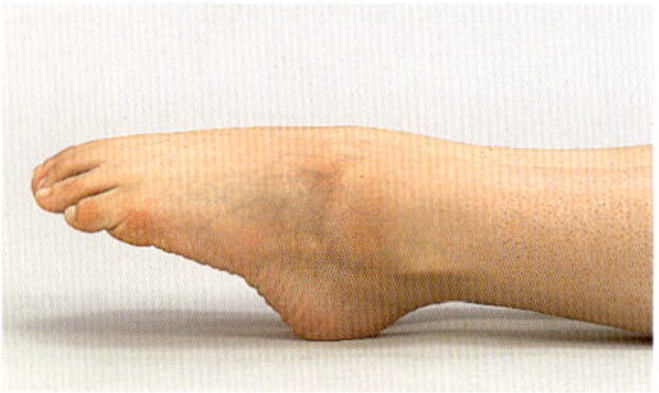

1 足首をゆっくり手前に倒し、次に足の甲をつま先まで十分伸ばす。

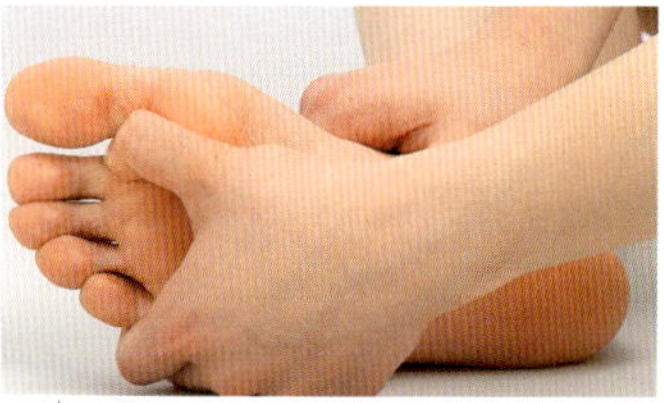

2 趾《し》間を親指で1ヵ所ずつ圧迫していく。

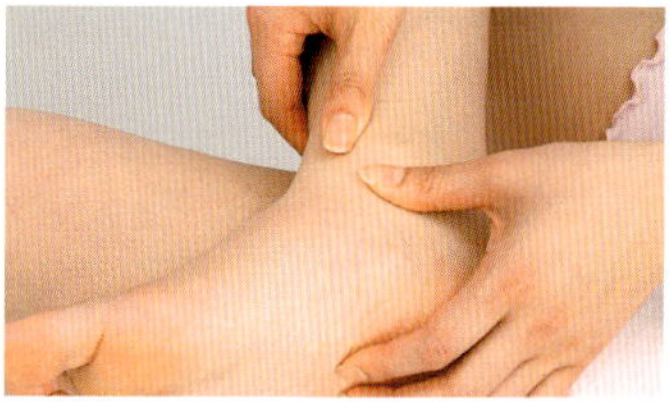

3 くるぶしのまわりを円を描くようにして親指でさする。リンパの流れが悪いと、くるぶしやかかとが大きくなってしまうので注意。

Partner ♡ Massage パートナーマッサージ

1 ✦ 脚のリンパを流す

1回

お尻の中心に向かってひざ下を倒し、
足の甲を両手でゆっくり押す。

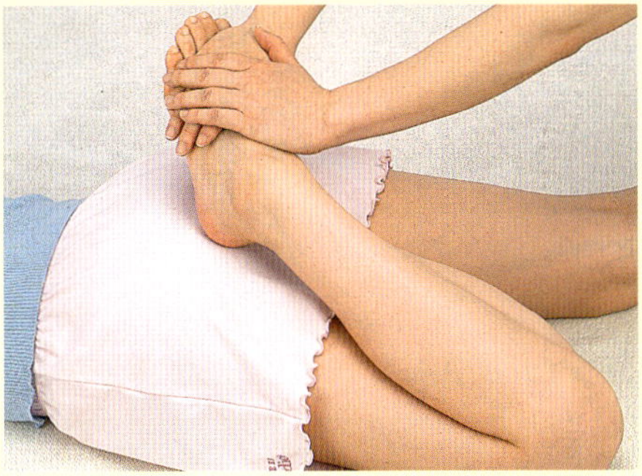

2 ✦ ふくらはぎのドレナージュ

左右各6回

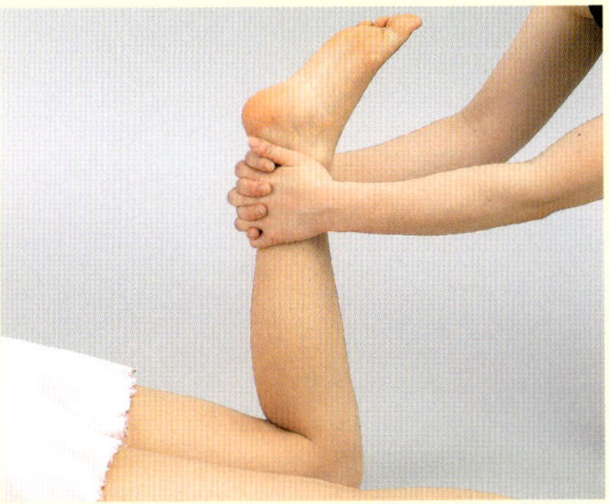

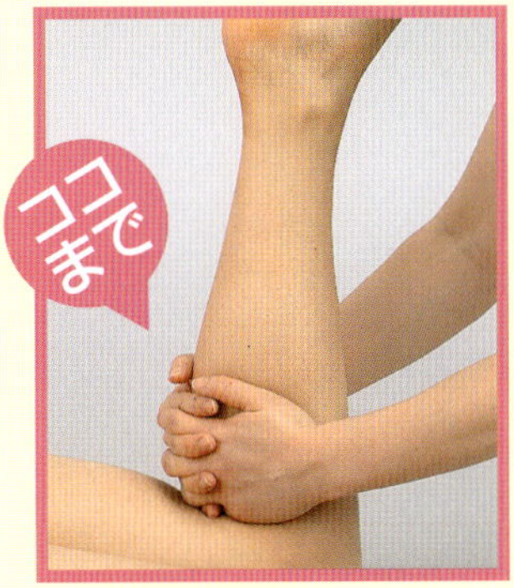

ひざを直角に曲げ、
足首に手を回して
両手を組み、その
ままひざまで流す。

3 ✦ ふくらはぎサイドのドレナージュ

左右各6回

足首を両手ではさみ、ふくらはぎのサイドを通って、
ひざ裏に流し込むようにさする。

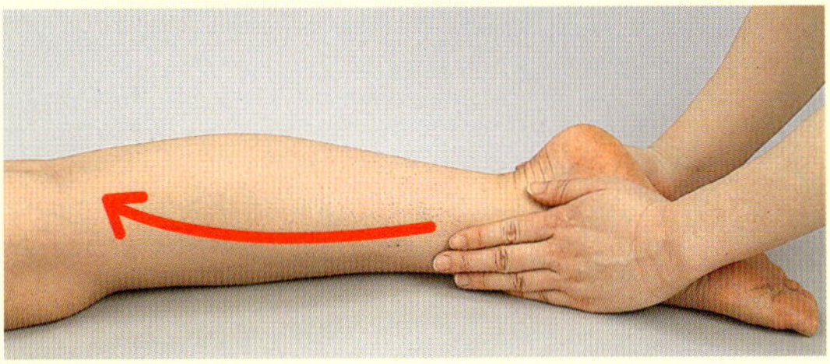

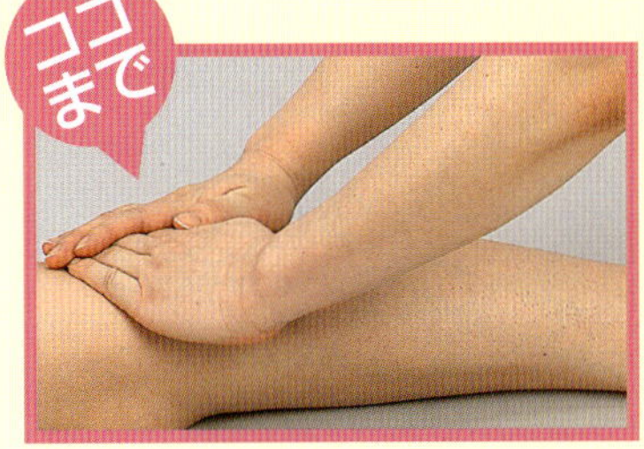

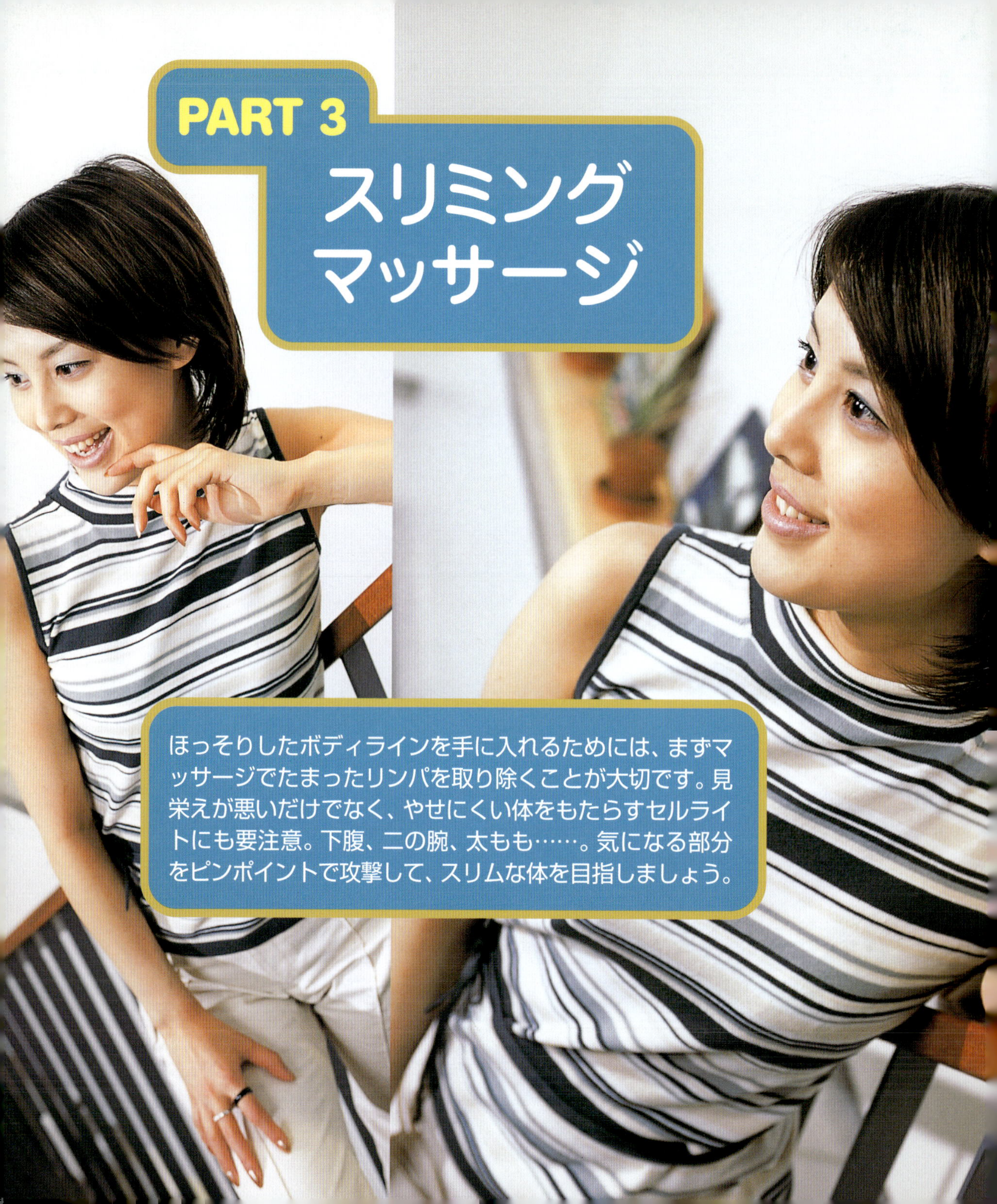

PART 3

スリミングマッサージ

ほっそりしたボディラインを手に入れるためには、まずマッサージでたまったリンパを取り除くことが大切です。見栄えが悪いだけでなく、やせにくい体をもたらすセルライトにも要注意。下腹、二の腕、太もも……。気になる部分をピンポイントで攻撃して、スリムな体を目指しましょう。

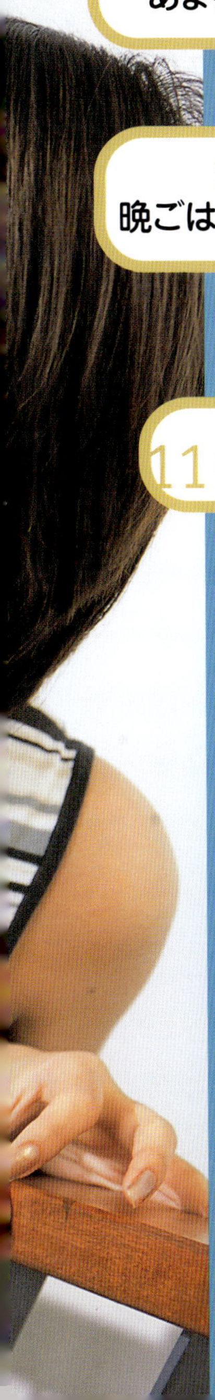

check!

あなたはドロドロリンパ?
―スリミング編―

1 水分をあまりとらない
2 甘いものが好き
3 セルライトが目立ってきた
4 二の腕が太くなってきた
5 顔が太った
6 寝る前に晩ごはんを食べている
7 最近体重が増えた
8 最近便秘がち
9 食欲が異常にある
10 汗をあまりかかない
11 最近スカートがきつい
12 入浴はシャワーが多い
13 手足が冷える

チェックが 8つ以上

やせにくい体質になってきています。下腹部、太もものリンパが詰まっている状態なので、この2ヵ所のマッサージは必須。各部位のマッサージはそれぞれ2セットやり、毎日2リットルの水を飲むこと、週2回の半身浴を追加しましょう。だるさが出てきたら効いてきた証拠。汗や尿で毒素を体から出せばラクになります。2週間ほどで変化を実感できるはずです。

チェックが 5つ以上

ドロドロリンパの影響からセルライトが全身に広がりつつあり、燃えにくい脂肪になっています。太ももやふくらはぎ、二の腕の肉をつまんでデコボコが出てきたら、それがセルライト。下腹部とセルライトが出てきた部分をマッサージしましょう。毎日できればベスト。

チェックが 3つ以上

ドロドロリンパがセルライトに張りついて増大中です。とくに、1と13にチェックがついた人は、脂肪が燃えにくくなり始めている可能性大。いまのうちにセルライトを解消しておきましょう。水を飲むことも忘れずに。

チェックが 1つ

マッサージの効果が早く現われる人です。気になる部位をどんどんマッサージして！

下腹

下腹部が出る原因としては、慢性的な過食や便秘、姿勢の悪さや腰痛などからくる背骨の問題が考えられます。また、腹筋の衰えによって内臓が下垂し、年をとるにつれて洋ナシのように下腹部が出てしまうことも。このマッサージで、腸のまわりにある深層のリンパの流れを改善し、表面の皮下脂肪の代謝を促しましょう。

1 ✦ 深層のリンパを刺激　各3回

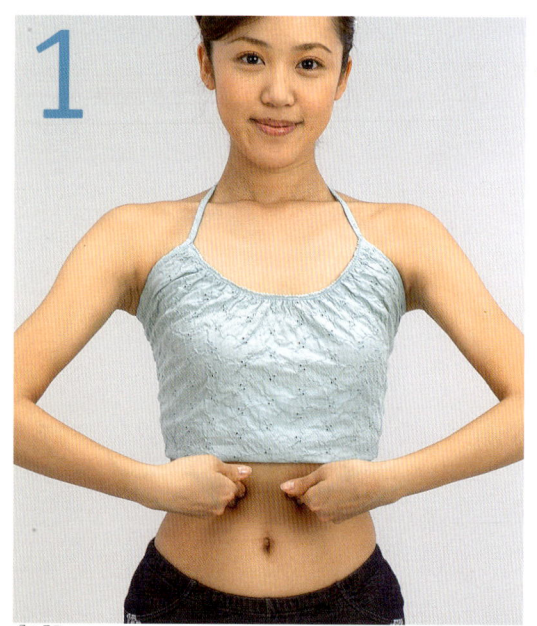

肋骨《ろっこつ》の少し下に4本の指を差し込む。息を吐きながら、ゆっくり、グーッと3秒かけて押し込んでいき、3秒止めて、3秒でゆっくり戻す。これは「乳び漕《そう》」という太いリンパ管で、下半身やお腹のリンパが、すべてここに向かって集まってくる重要なところ。小腸の裏にあるので、少し強めに押して。

point

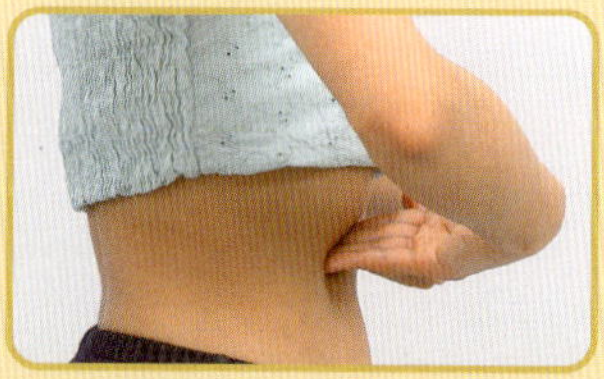

ゆっくりグーッと押します。爪を立てないようにして。

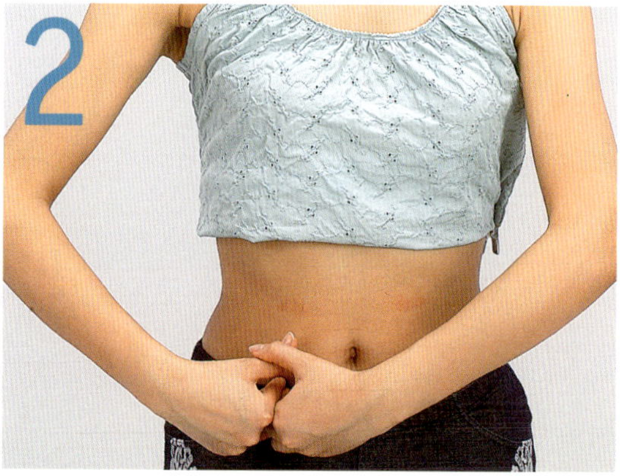

おへその少し下と腰骨の中間付近に、両手を縦に差し込む。1 のマッサージと同じ要領で、左右やって。ここは、乳び漕に行く前の、下半身からくるリンパ管が太くなってくるところ。

2✦ 深部へのドレナージュ 各3回

左右の肋骨の下と腰骨の計4カ所から、それぞれおへそに向かって、らせんを描くようにマッサージ。深部のリンパを流したいので、手を重ねて刺すような感じで強めになでて。おなかの力を抜くために、仰向けに寝て、ひざを立ててやってもOK。

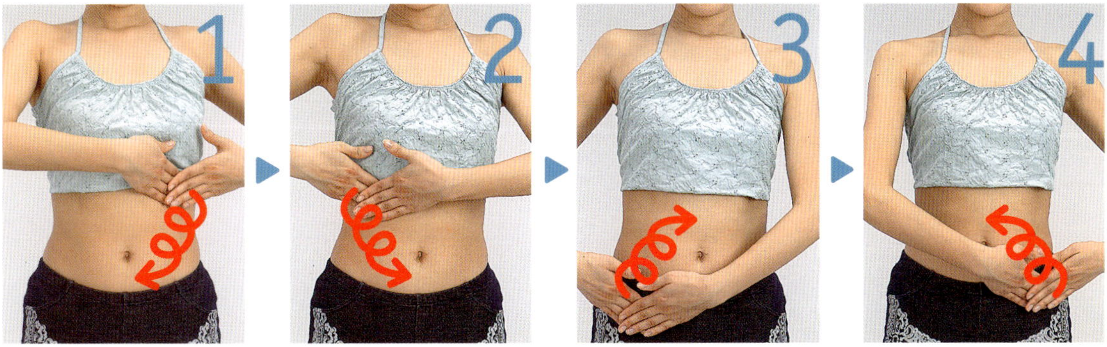

3✦ 表層へのドレナージュ

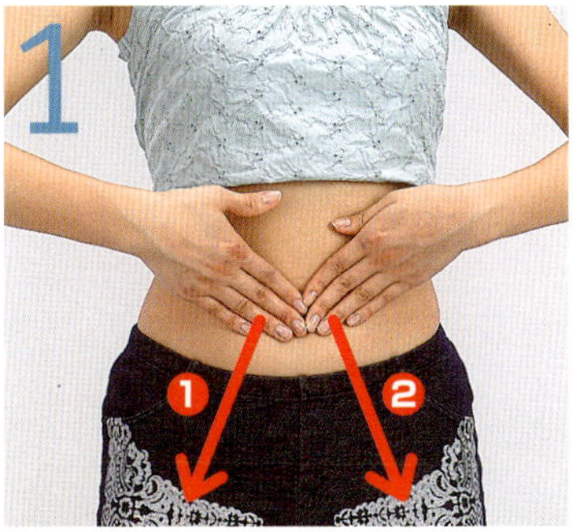

左右各3回

おへそから斜め下のそけい部に流し込むように、両手でさする。

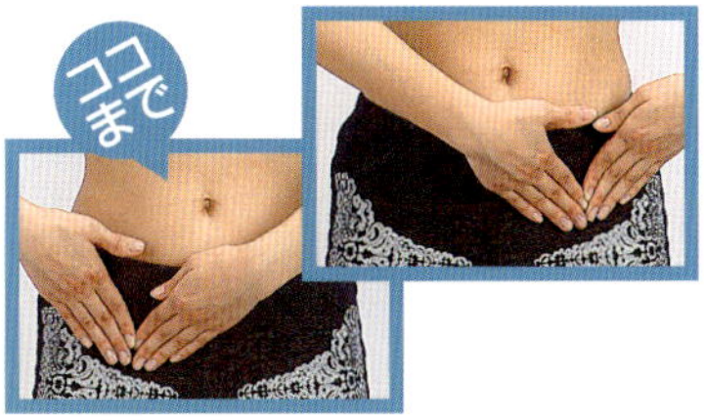

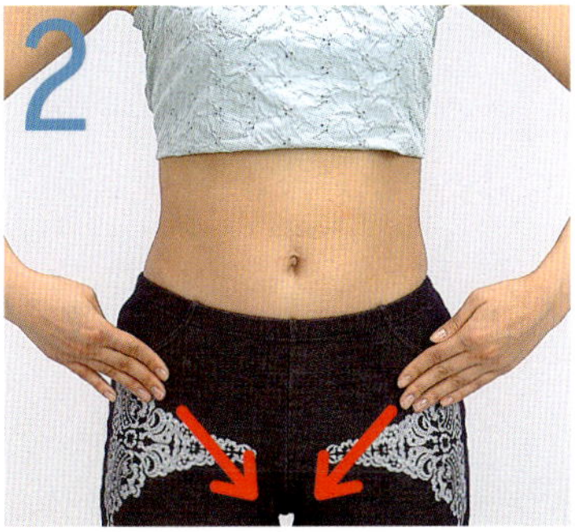

6回

そけい部を外側から内側に向けて流す。これは表層のリンパに働きかけるものなので、力を入れすぎないように注意を。

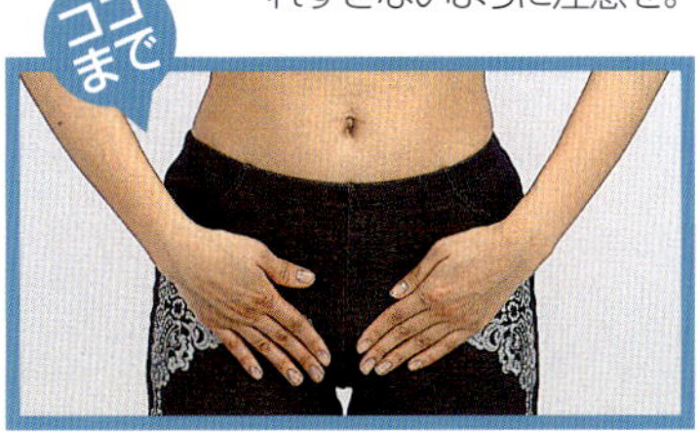

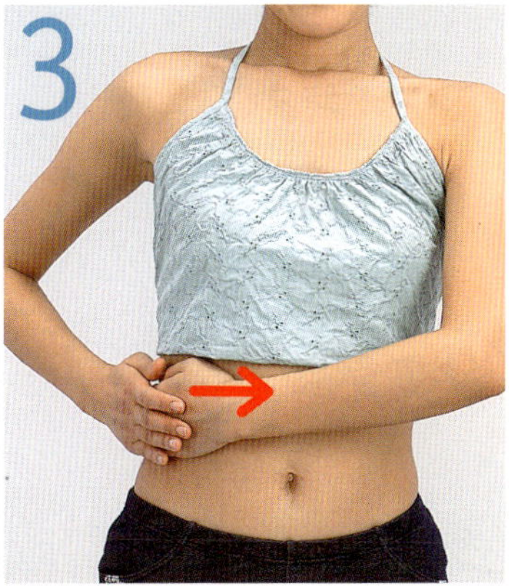

左右各3回

肋骨の下に両手を重ねて置き、おへその上まで真横にさする。
反対側も同様に。

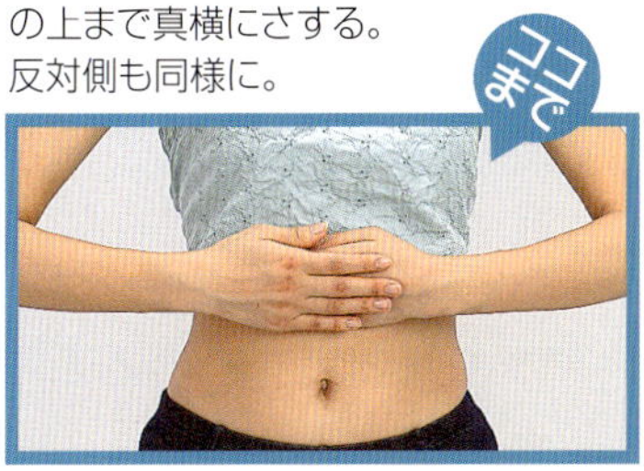

ウエスト

たとえば、コップに入ったコーヒー豆は、コップを動かすと隙間が減って量が減りますよね？　同様に、ウエストのお肉は、脂肪層にたまった余分なリンパを流すことで、すっきりボリュームダウンしていきます。ウエスト周辺を徹底的にマッサージしていきましょう。

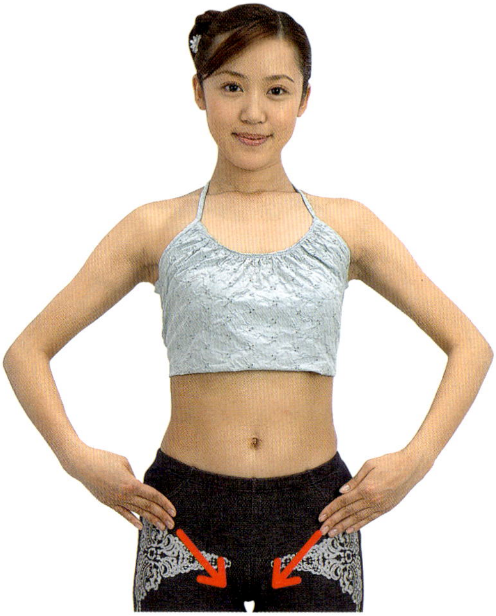

1✦ そけい部のドレナージュ

6回　そけい部を外側から内側に向けて、ゆっくり流す。

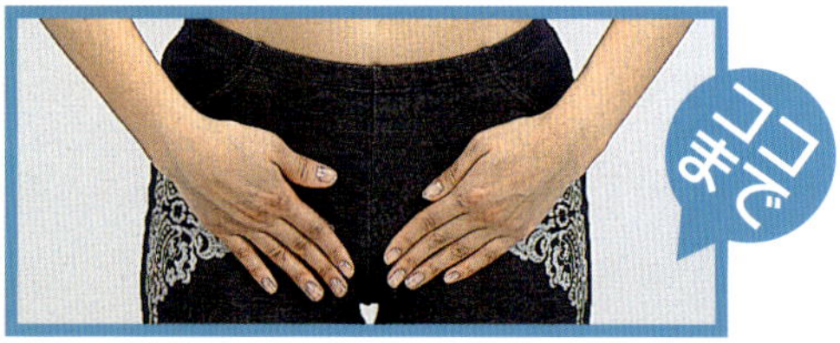

2✦ ウエストのマッサージ　**左右各6回**

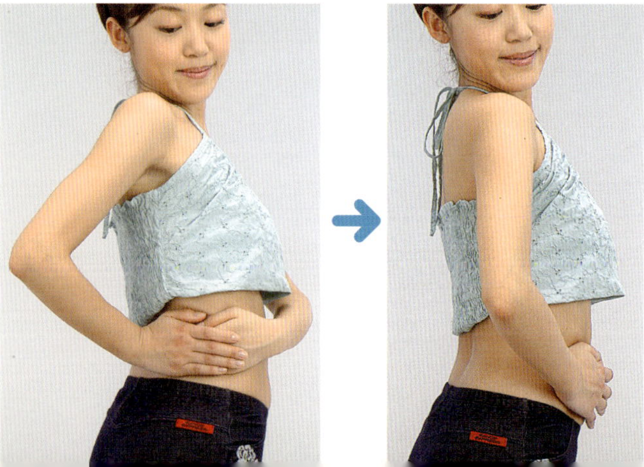

ウエストをひねって、できるだけ背中側のほうに両手を置き、そのまま腕だけ動かしておなかの真ん中までマッサージする。余分な肉を絞るつもりでやって。

point

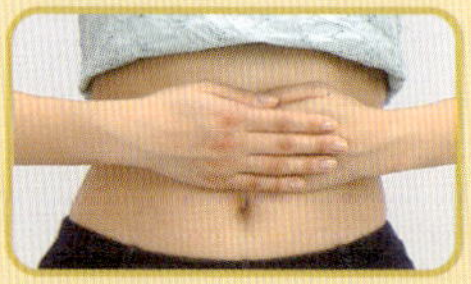

背中からへその上あたりまでギューッと流す。

PLUS+1

正しい姿勢を心がけて、腹筋を鍛える

手軽に腹筋を鍛えられるのが正しい姿勢を保つこと。背筋を伸ばして、腹筋に力を入れて引っ込め、お尻を引き締める。たったこれだけでも意外と大変だという人が多いのでは？　普段から正しい姿勢を心がけていれば自然と筋力がアップし、ウエストまわりはスッキリ。電車待ちのときなどに、グッと腹筋に力を入れるのも効果的です。

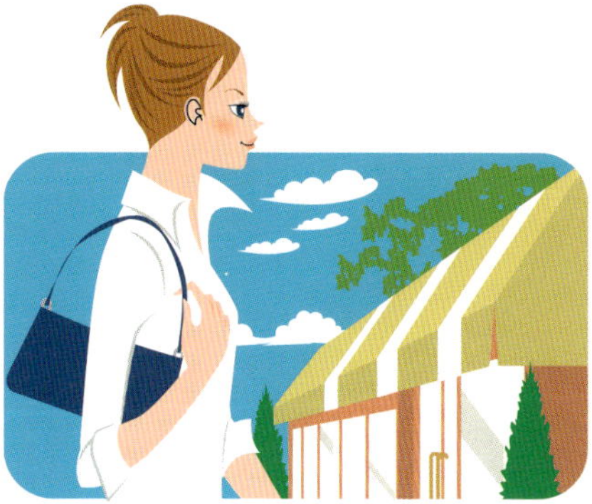

3✦ 脂肪層の余分なリンパを流す　3セット

肋《ろっ》骨《こつ》の下に指4本が当たるようにして、体の両サイドをはさむ。親指の位置に注意して。そこから、肉をおへそに向かって流し込むようにマッサージ。指2本分下げたところを同様にして、計3ヵ所。

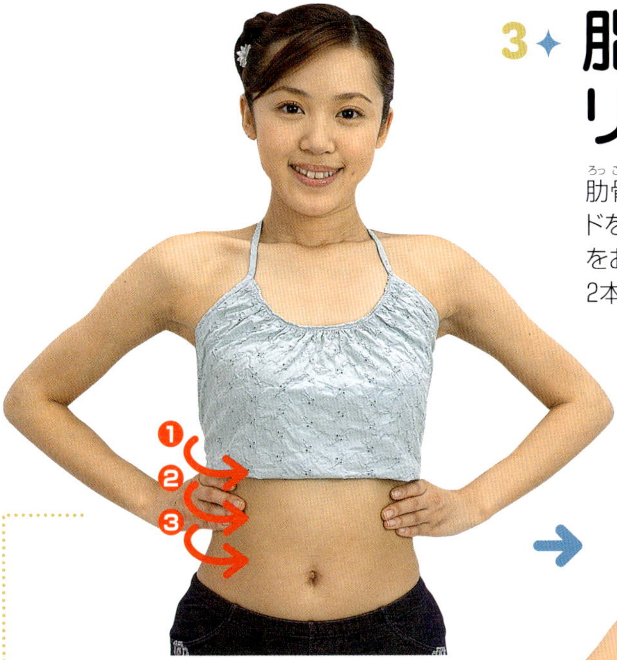

point

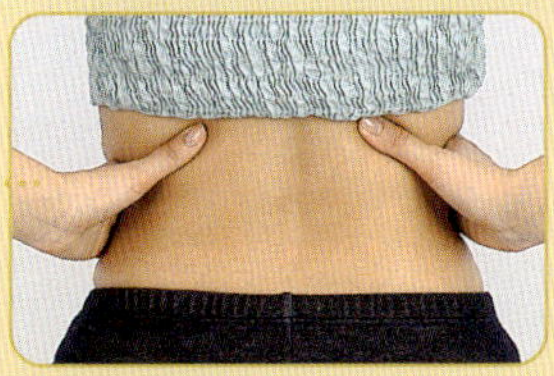

親指の位置はココ。

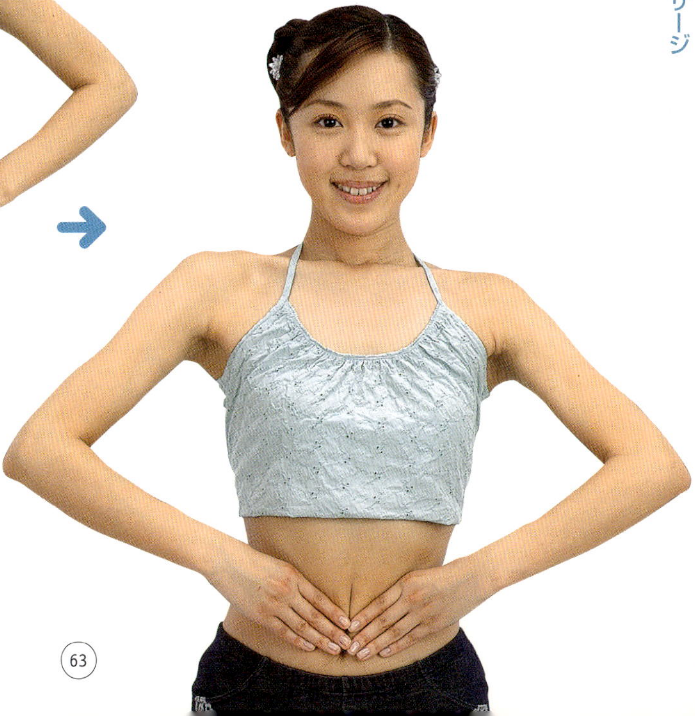

4✦ 脇腹のリンパの流れを促進

左右各6回

前へならえの状態から両腕を上げる。そのままゆっくりと横に反らし、限界まで脇腹を伸ばす。反対側も同様に。

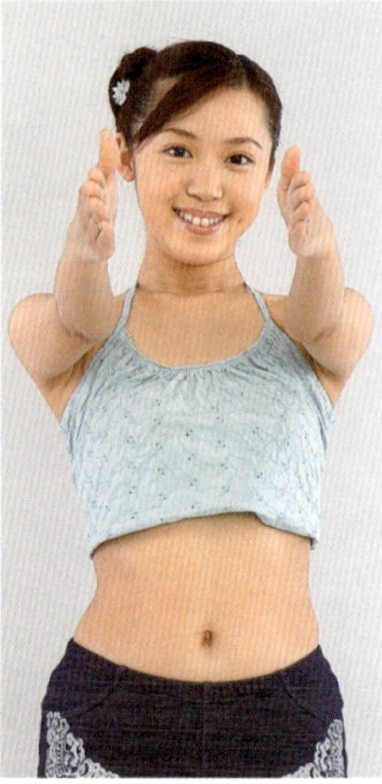

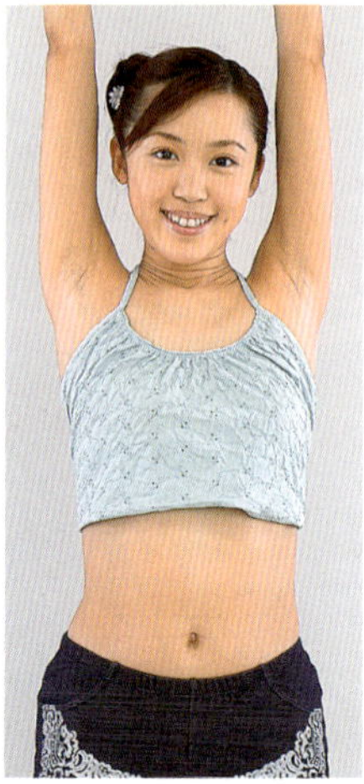

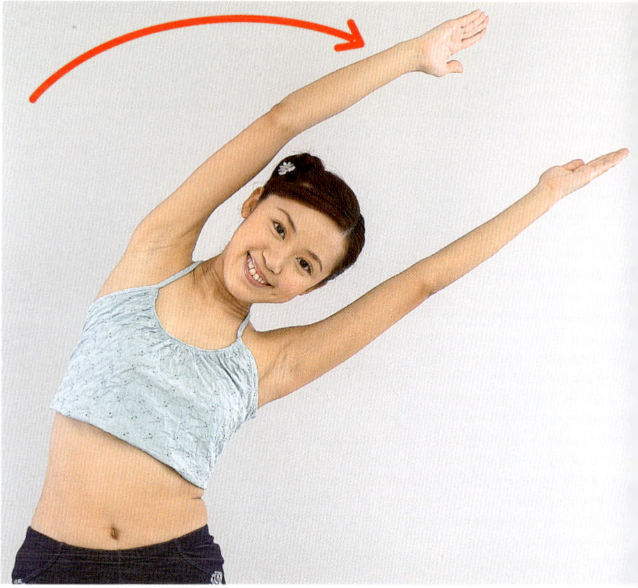

5✦ 脂肪層の余分なリンパを流す

左右各6セット

上体を横に倒して、3と同じ要領で片側ずつマッサージ。筋肉を伸ばすとリンパ管も伸びるので、リンパ液がより流れやすくなる。

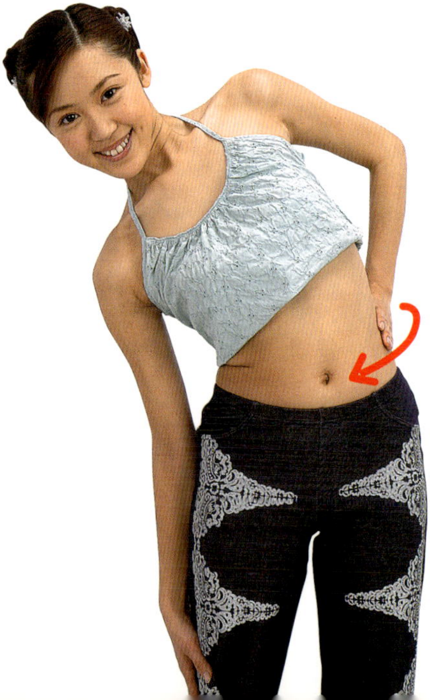

point

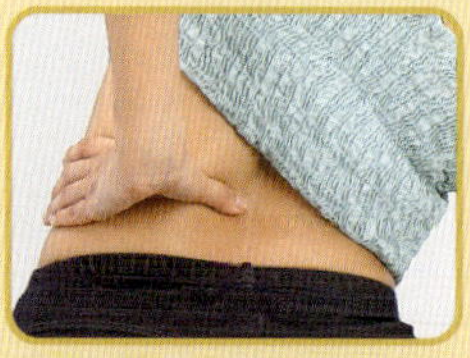

背中の真ん中を親指で押さえてからスタート。

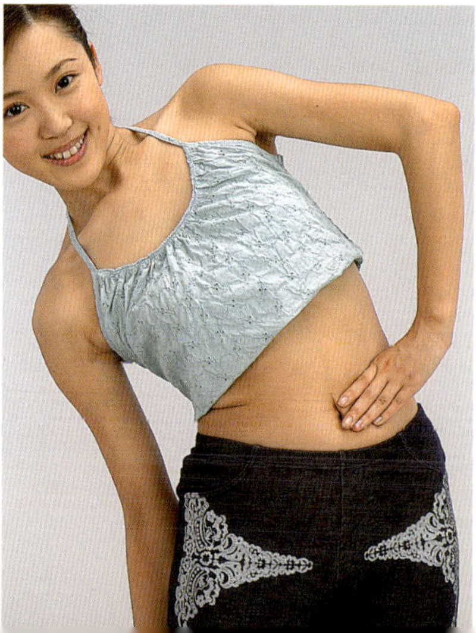

二の腕

二の腕にリンパが滞《とどこお》ると、腕の外側に脂肪がつきやすくなります。とくに、肩コリの人は要注意。肩にリンパが詰まっているため、二の腕にリンパが滞留しやすく、太くなりやすいのです。肉が振り袖のようになっては、ノースリーブも着られませんね。このマッサージは、毎日の習慣にしたいものです。

1 ✦ 肩をまわす

6回

腕をおろしたまま、
肩を後ろ側にまわす。

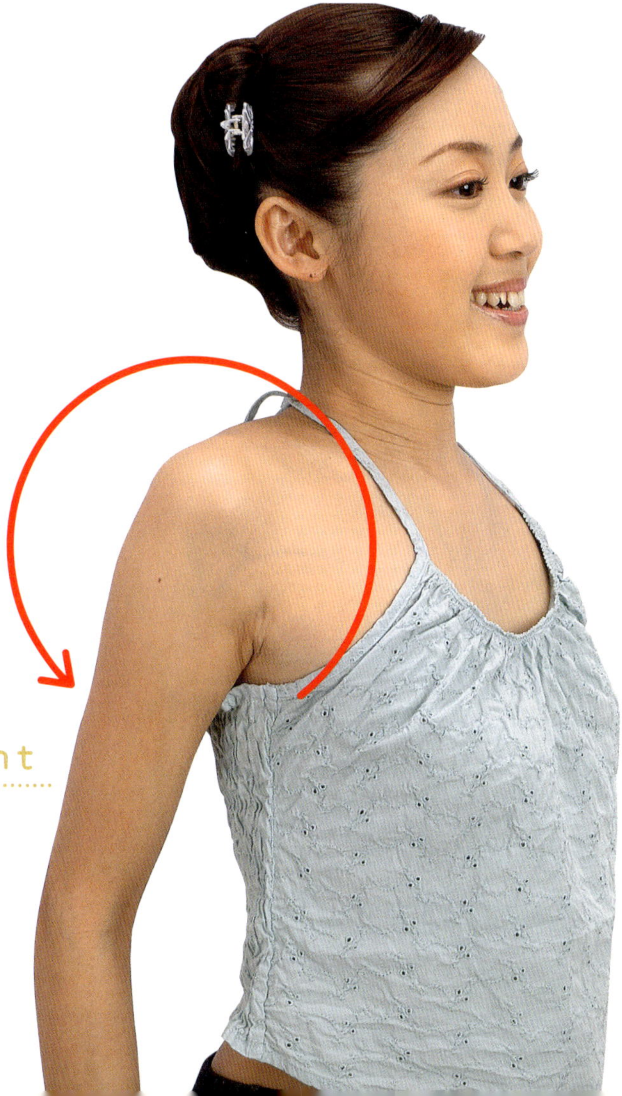

point

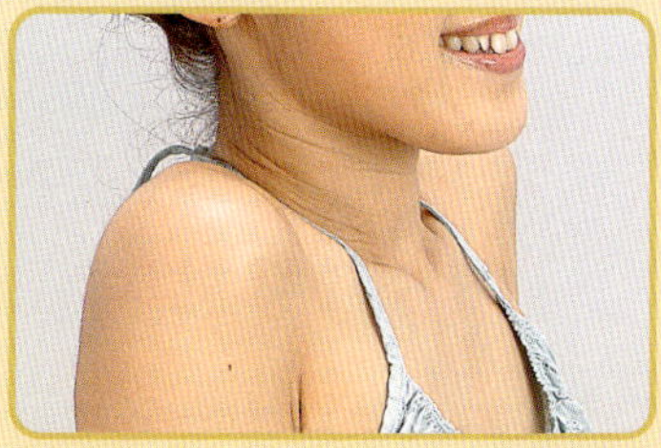

これ以上は上がらないっ！というぐらい
上げて、まわす。

2 ✦ 腕のドレナージュ 左右各3回

前から腕を上げて、まっすぐ伸ばす。反対の手で手首をつかむようにして、腋《わき》まで流す。体を横に倒さないようにして。次にひじをつかんで、腋まで流す。

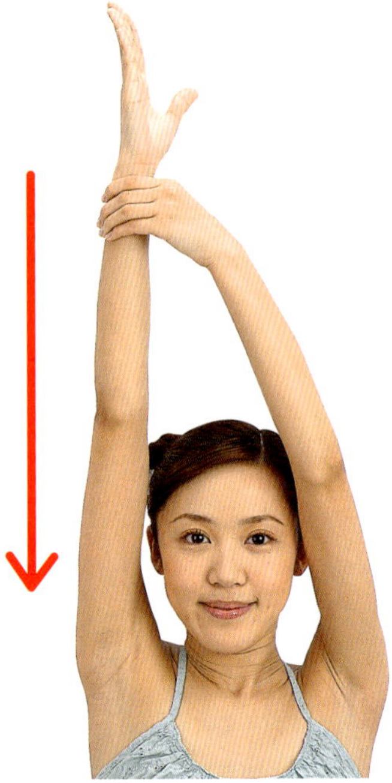

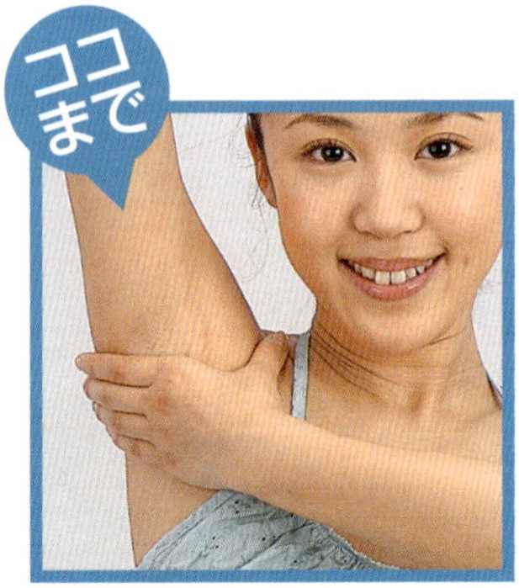

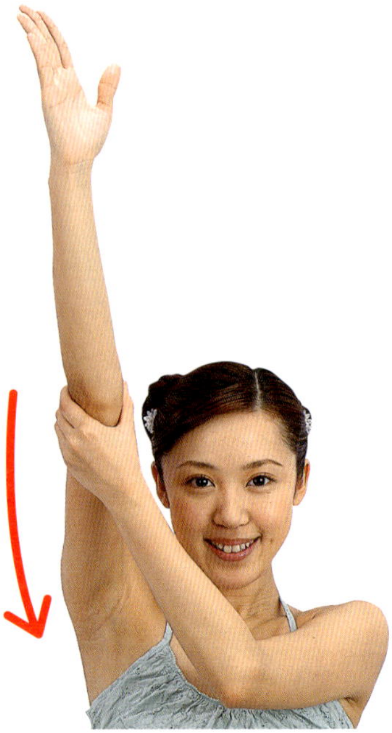

3 ✦ 上腕のペトリサージュ 左右各3セット

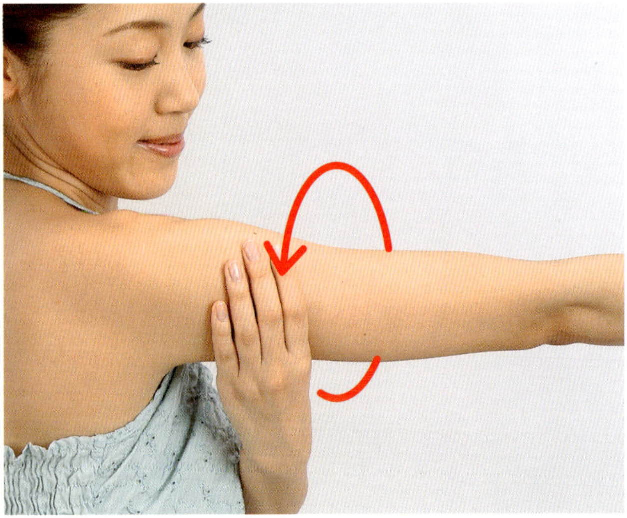

腕を前に伸ばし、反対の手で下から包み込むようにして、上腕を握り、外側に向かってひねる。上腕を3ヵ所程度に分け、腕の付け根までひねっていって。むくみやすい部分なので、強めに。

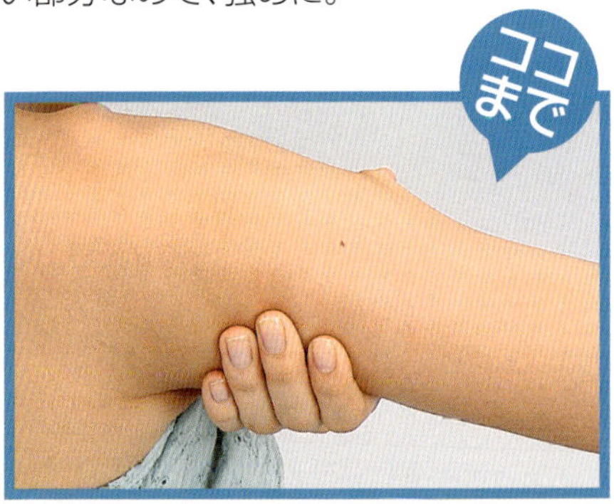

PLUS+1

ホッソリした指先をゲットしよう

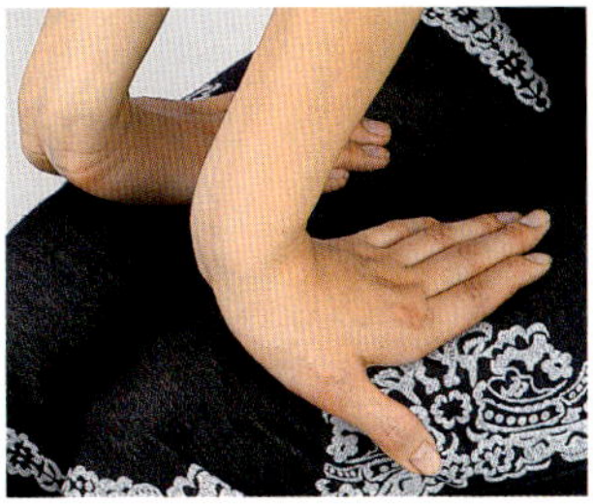

1
指先を体のほうに向けて、太ももの上に置く。深呼吸しながら、じっくり腕の内側を伸ばして。

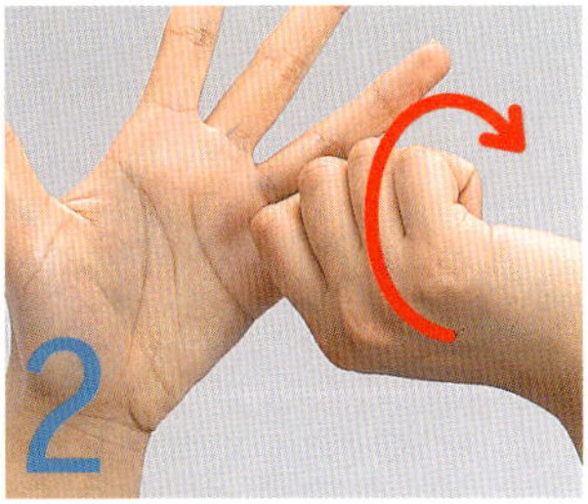

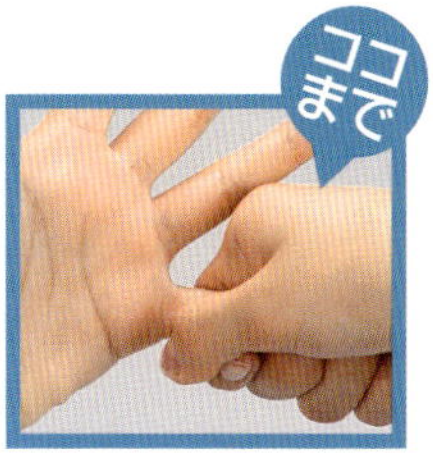

2
小指を反対の手で握り、親指のほうに向けて絞るようにしながらグルッと1回まわす。薬指、中指……と続けて。

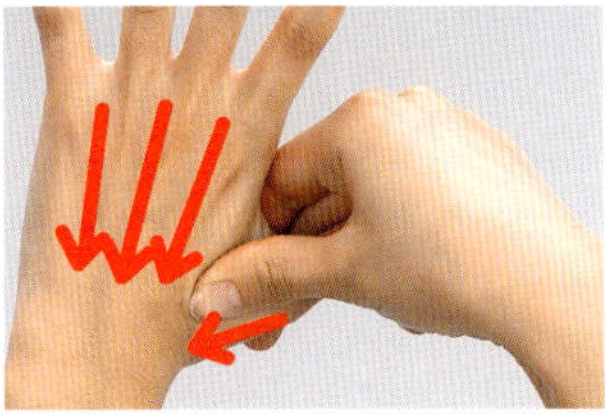

3
指の骨と骨の間を親指で1回流す。骨が交わるところまで。

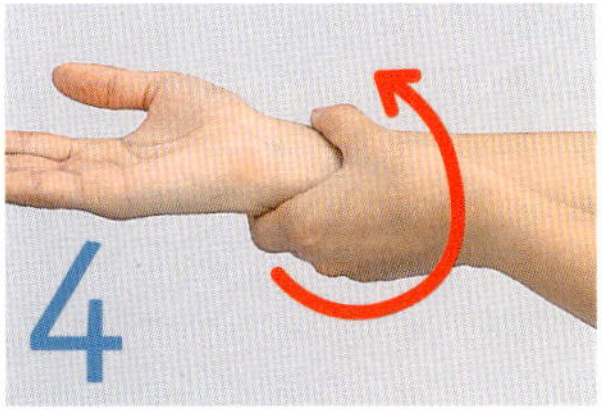

4
手首を下から握り、外側に向けてひねる。しっかり力を入れて、絞るように6回。少しずつ上にずらして、ひじまでやって。

4✦ 腕と二の腕のストレッチ

1 3セット

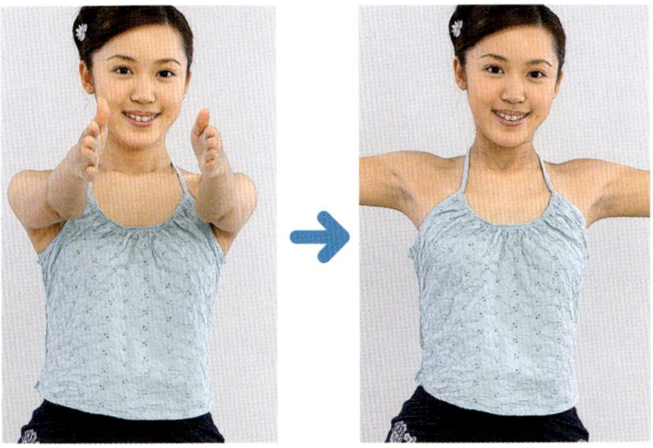

前へならえをしたら、手のひらを上に向けながら両手を広げ、前へならえの状態に戻す。腕を広げれば、リンパが流れやすくなる。

2 左右各1回

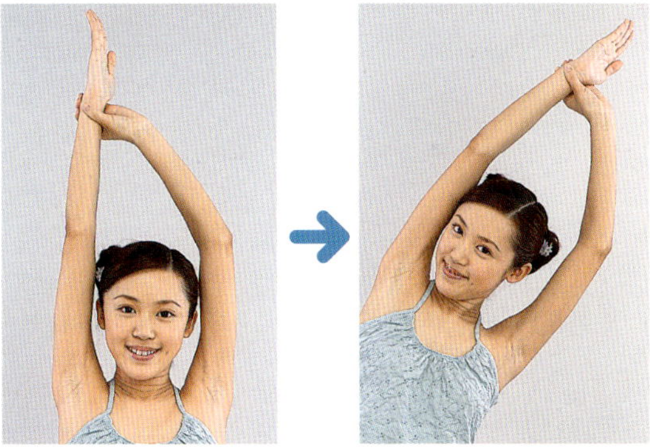

片手を上げて反対の手で後ろから手首をつかみ、真横に引っ張って、腕を伸ばす。ひじは曲げず、息を吐きながらやって。腕は前のほうからおろすと、腕を痛めずにすむ。

太もも

太ももは、ボコボコお肌をもたらすセルライトができやすい部分。セルライトはリンパの流れを邪魔するため、冷えやむくみにも発展しやすく、太い下半身をもたらしてしまいます。手のひら全体をつかったドレナージュを中心に、予防と悪化の防止を図りましょう。自分のタイプを選べば、効果的なマッサージができます。

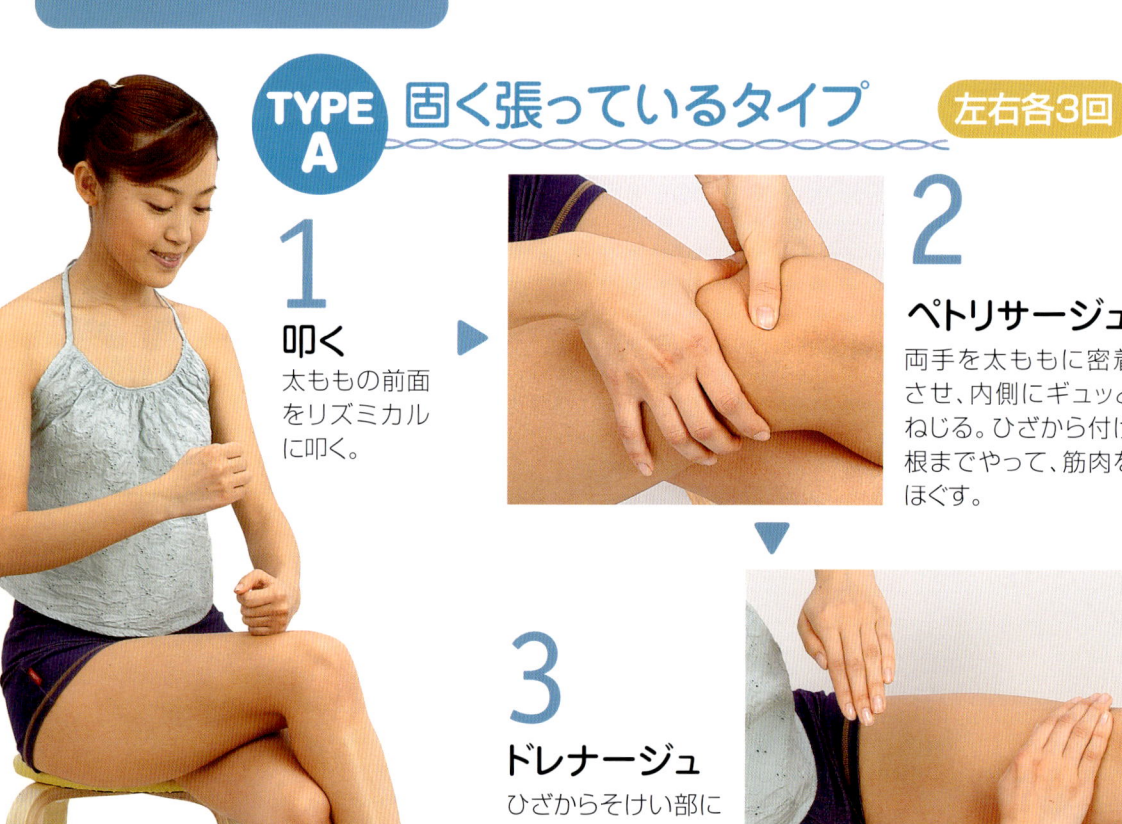

TYPE A 固く張っているタイプ

左右各3回

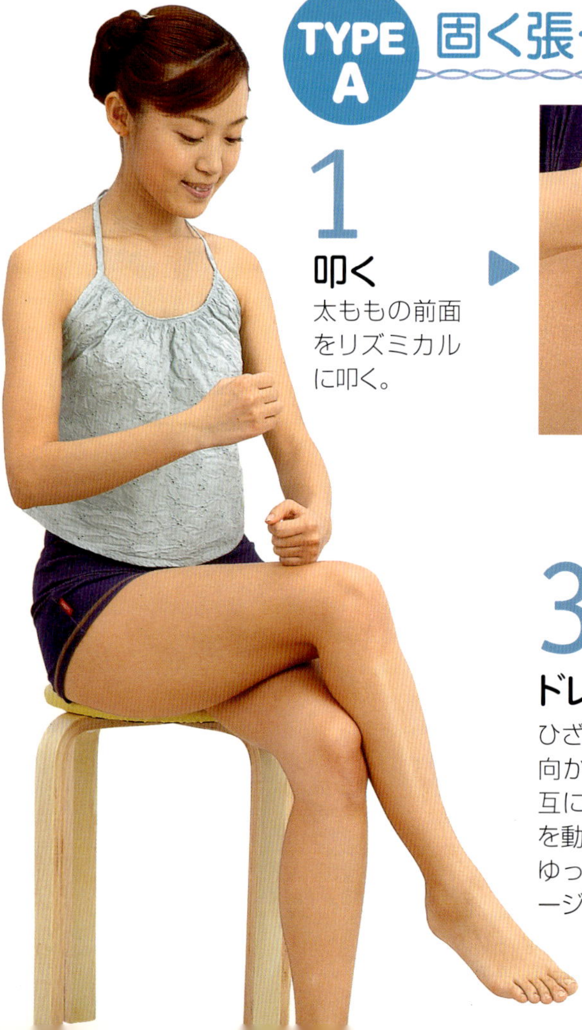

1 叩く

太ももの前面をリズミカルに叩く。

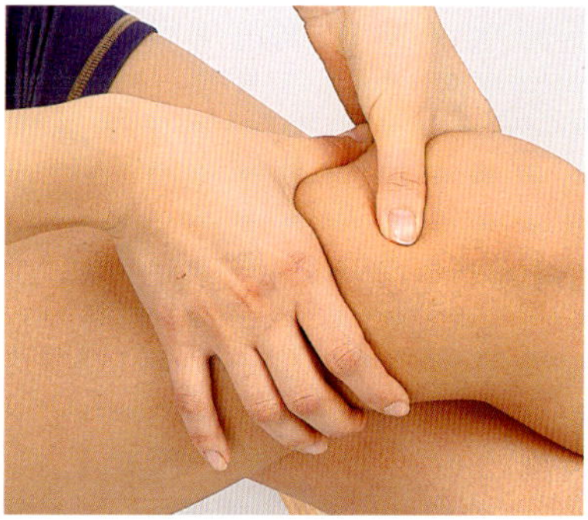

2 ペトリサージュ

両手を太ももに密着させ、内側にギュッとねじる。ひざから付け根までやって、筋肉をほぐす。

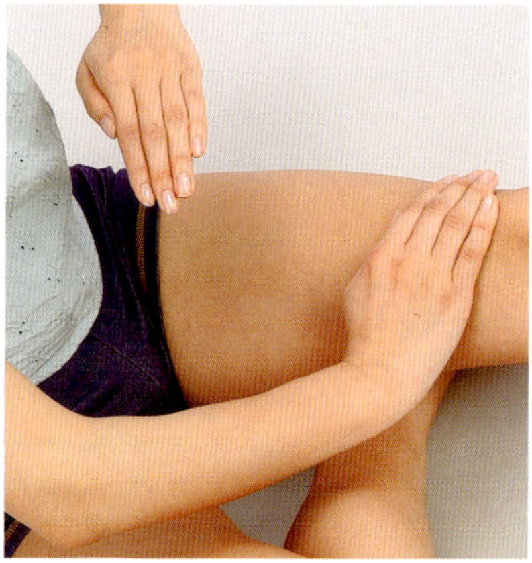

3 ドレナージュ

ひざからそけい部に向かって、両手で交互になで上げる。肉を動かすようにして、ゆっくり深くマッサージを。

TYPE B プヨプヨの脂肪太りタイプ

左右各3回

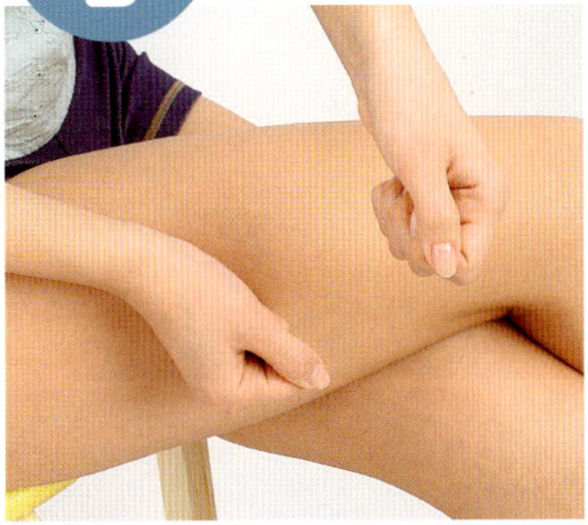

1

叩く

太ももの外側を叩く。

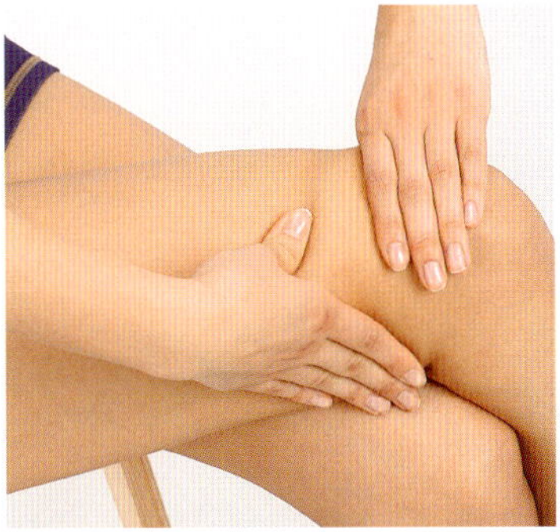

2

細かいペトリサージュ

太ももの外側の肉をつかんで、付け根に向かってもんでいく。

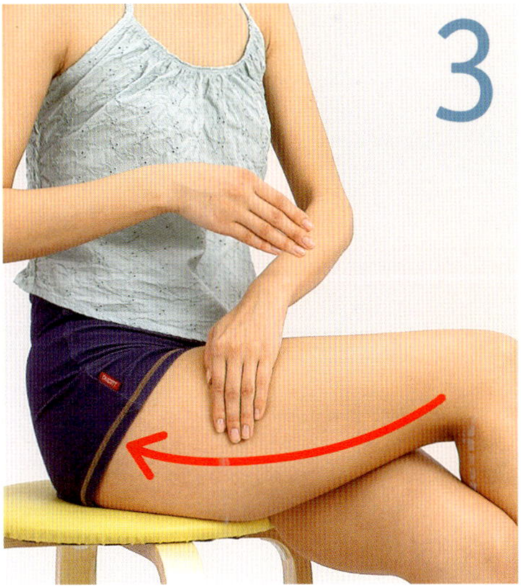

3

ドレナージュ

ひざのお皿の外側から、そけい部に向かって弧を描くように、両手で交互にさする。強めに流して。

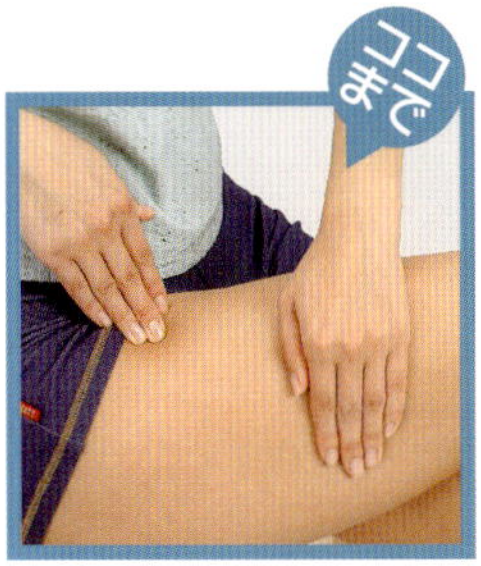

TYPE C ひざに肉がついているタイプ

左右各12回

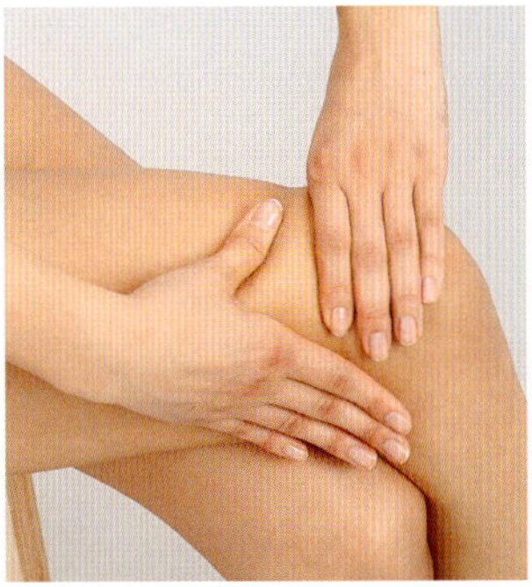

1

細かいペトリサージュ

ひざ上の肉を細かくつまんでもむ。

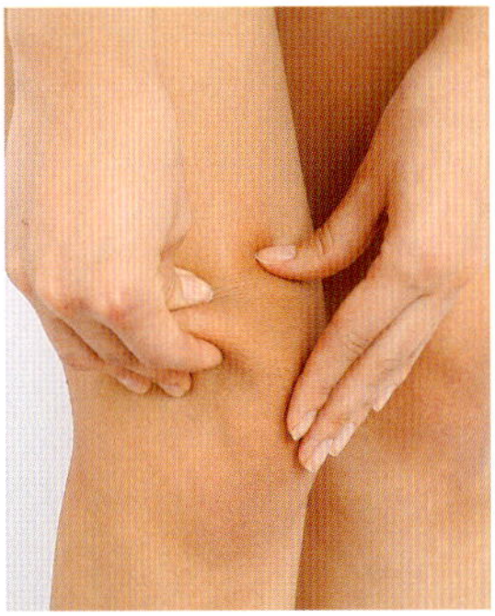

2

ペトリサージュ

ひざ上をつかみ、外側にねじる。

TYPE D 朝夕で足の太さが変動する水太りタイプ

左右各6回

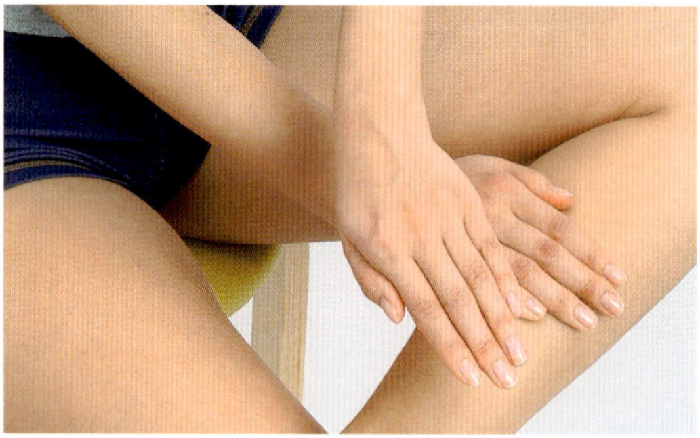

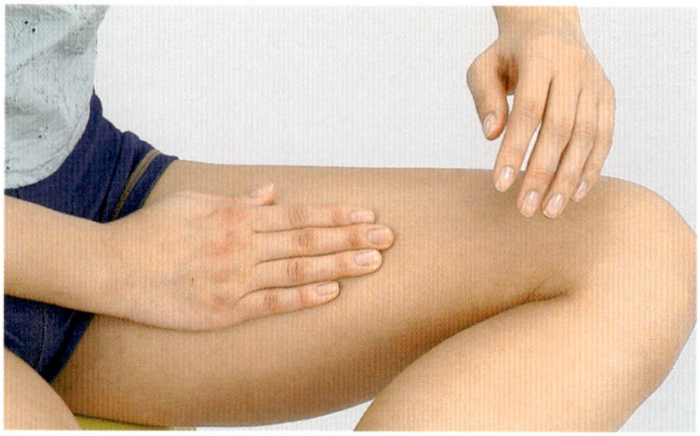

1 ふくらはぎのドレナージュ

くるぶしからひざ裏に向かって、手のひらで交互にふくらはぎの内側をなでる。気持ち力を入れて。

2 もものドレナージュ

内ももをひざから、そけい部に向かって、交互になでる。

TYPE E 慢性的な肥満タイプ

左右各6回

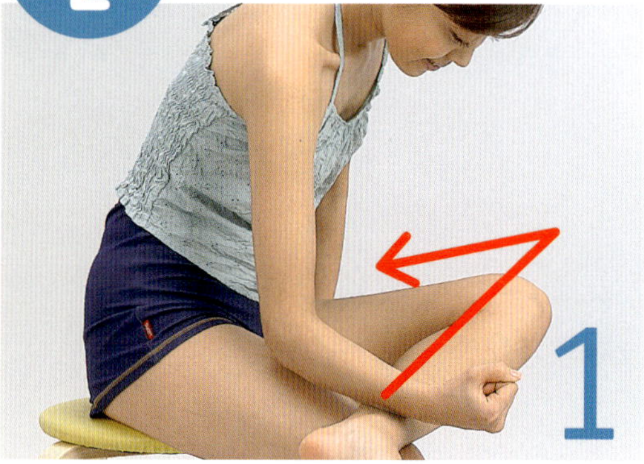

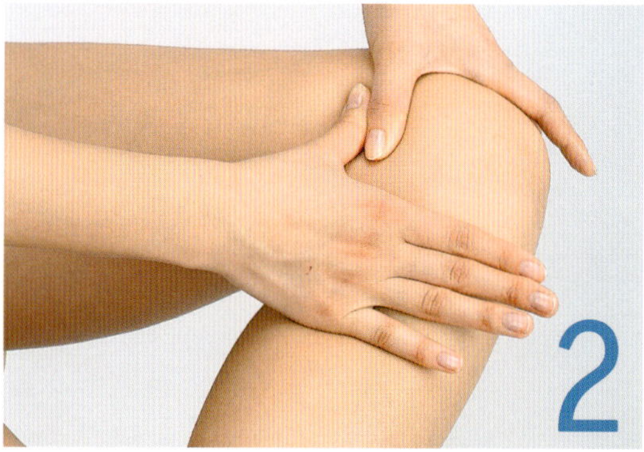

脚のドレナージュ

前腕をつかって、足首からそけい部までなで上げる。棒で押し流すイメージ。

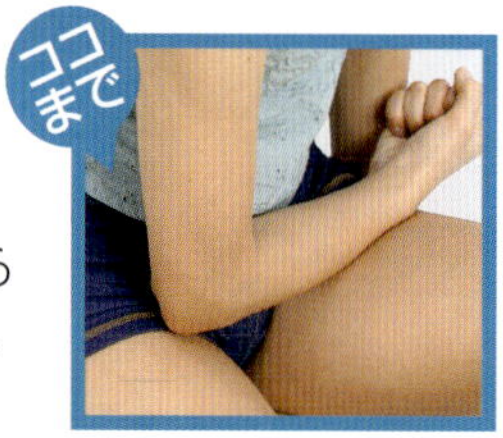

深いドレナージュ

親指を互い違いになるようにして密着させ、ももの内側を押し流す。

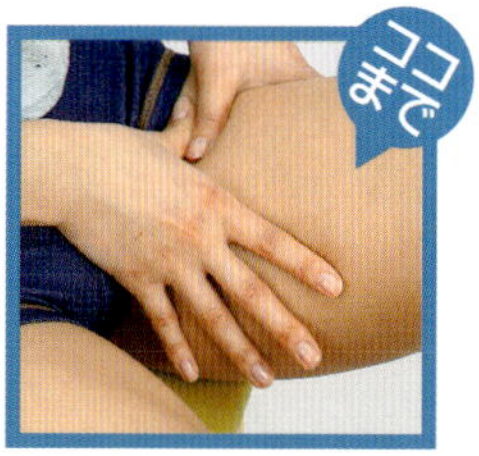

ふくらはぎ

ふくらはぎは、1日のなかでも簡単に1〜2 cmは太さが変動するところ。リンパの流れが滞《とどこお》ると、ダイレクトに体型に反映されてしまう場所です。夜寝る前にマッサージして、一番細い状態にリセットしましょう。放っておくと、太いふくらはぎのまま定着しかねないので注意を！

1 ✦ 足首の回旋

6回 足首を手で回す。

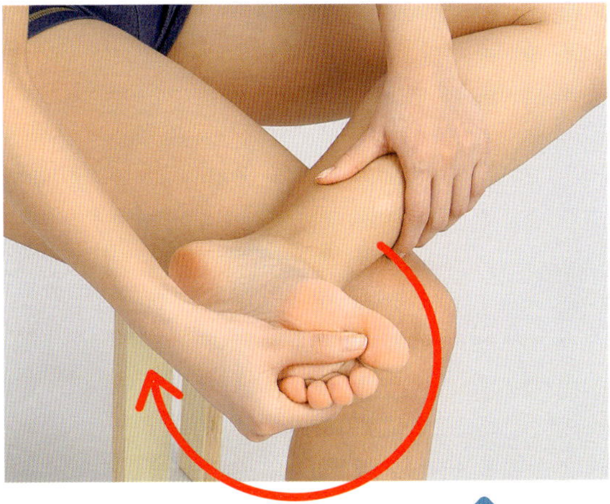

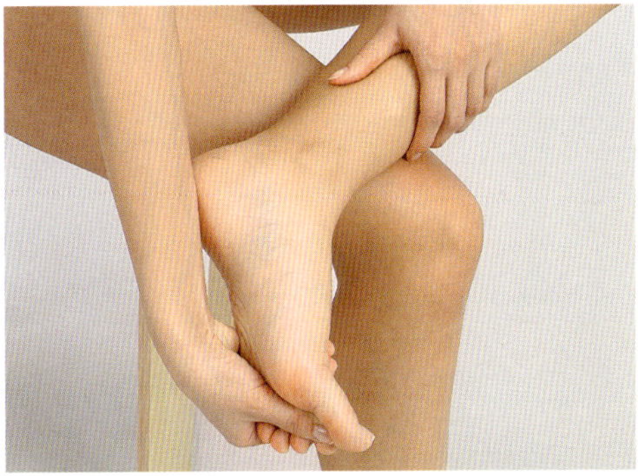

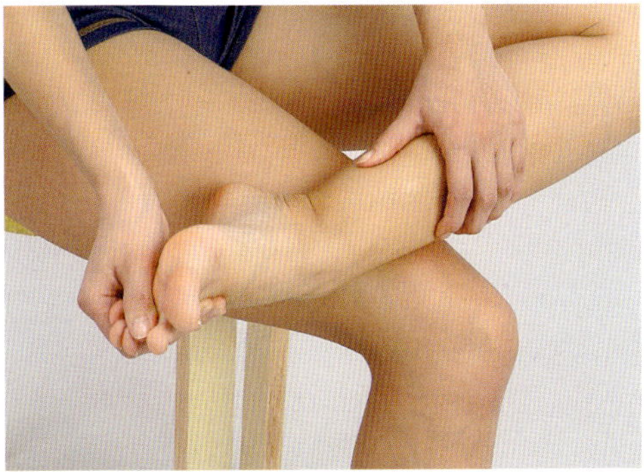

PLUS+1

セパレーターで効果アップ！

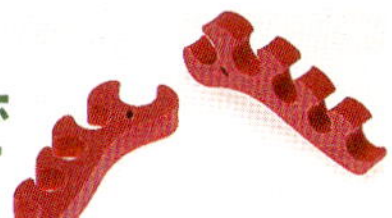

ペディキュア用のセパレーターは、滞ったリンパを流すお助けグッズ。家にいるときは、これをつけているだけでも効果あり!

2 ふくらはぎのポンパージュ

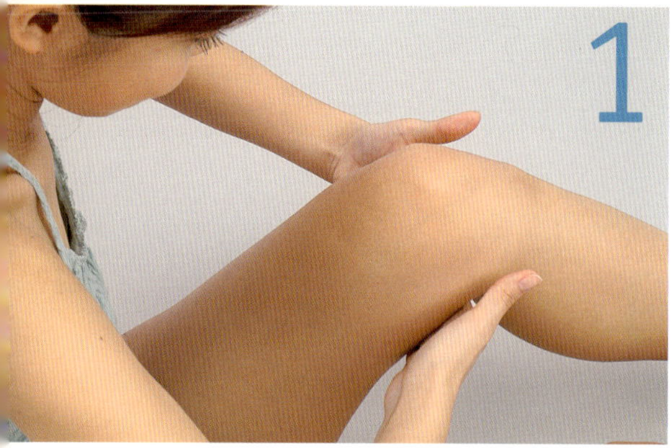

左右各6回

ひざの裏に4本の指を重ね合わせて、深く、押し込むように押す。リンパ節のあるところなので、やさしく丁寧にやって。

point

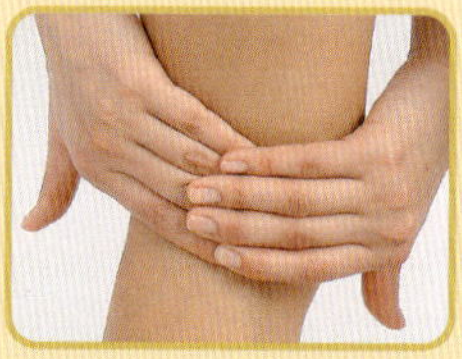

指はしっかりそろえて。2の最後もこの形でプッシュ。

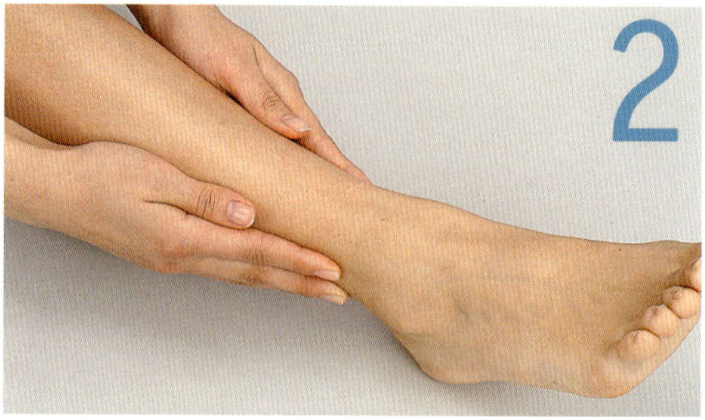

左右各6回

くるぶしの上を両手ではさみ、ふくらはぎのサイドを4本の指で軽く圧迫。少しずつずらして、ひざのお皿の下まで押していく。このとき、手を密着させ、できるだけ間隔をあけずに移動するほうが効果的。最後に、ひざの裏を軽くプッシュして終了。

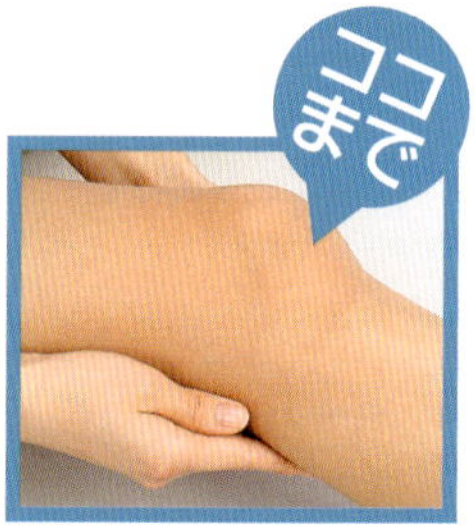

3 向こうずねのドレナージュ

左右各6回

足首の真ん中のくぼみを両手の親指で1回押す。続いて、足前面の少し外側のくぼみに沿って、足首からひざまで親指でさすり上げる。

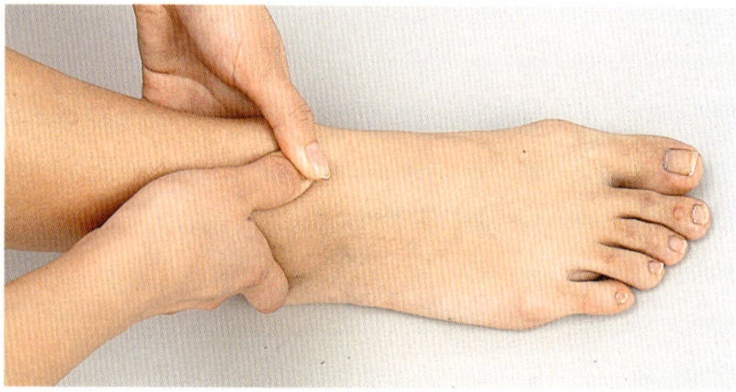

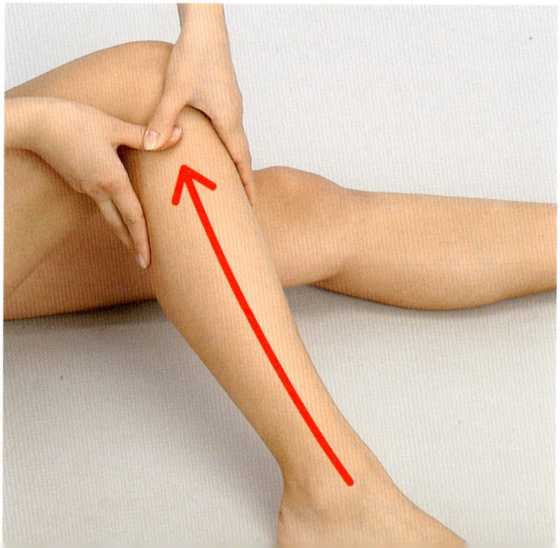

PLUS+1

くびれた足首をつくる！

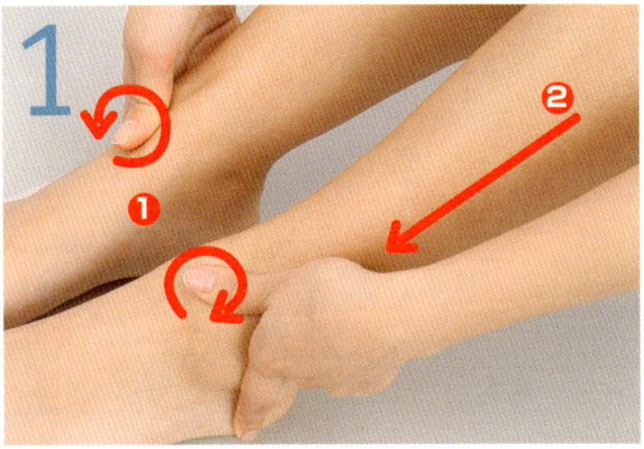

足首前面のくぼみを親指で円を描くようにして3回もむ。続いて、ひざのお皿から指3本分下外側の骨と骨の間も同様にもみ、そのまま足首に向かってまっすぐなでおろす。

※セパレーターをつけると効果的

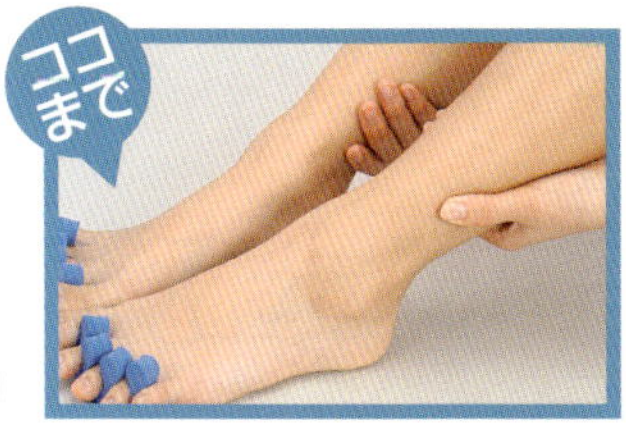

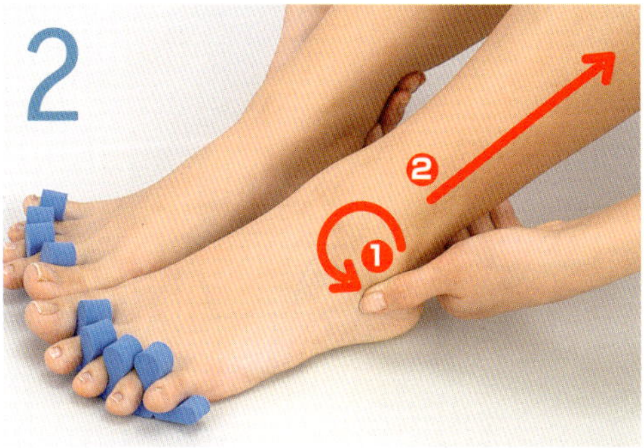

写真の位置までできたら、そのまま親指でくるぶしのまわりを数回まわし、アキレス腱の内側を通って、ふくらはぎの途中までさすり上げる。

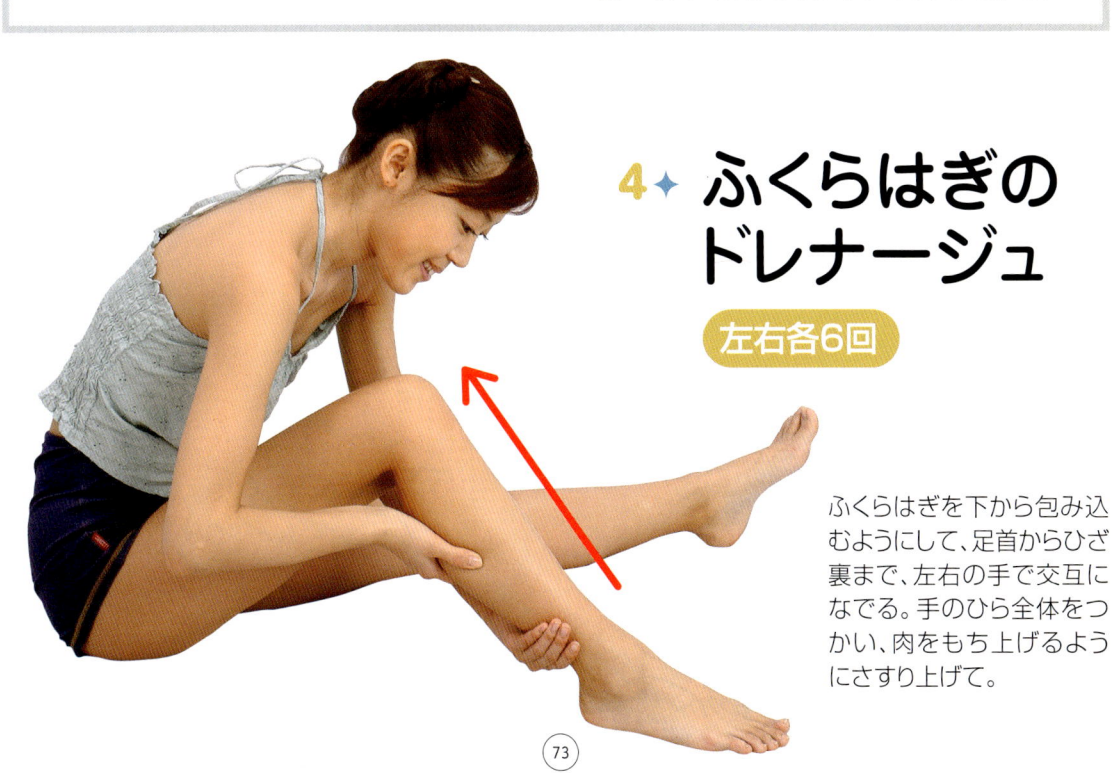

4✦ふくらはぎのドレナージュ

左右各6回

ふくらはぎを下から包み込むようにして、足首からひざ裏まで、左右の手で交互になでる。手のひら全体をつかい、肉をもち上げるようにさすり上げて。

ヒップ

大殿筋《だいでんきん》という非常に厚い筋肉で高さを保っているヒップ。かっこいいヒップは逆ハート型で、ある程度高さが必要ですが、リンパが滞《とどこお》っていると、その重みで垂れ下がりやすくなります。ヒップと太ももの差をくっきりつけながら、高さをつくるようなマッサージをしていきましょう。

1 ヒップアップのドレナージュ

6回

前かがみになって、お尻の下に逆八の字に両手を置く。肉をジワーッと持ち上げるようにして真上にさすり、ウエストまで流す。

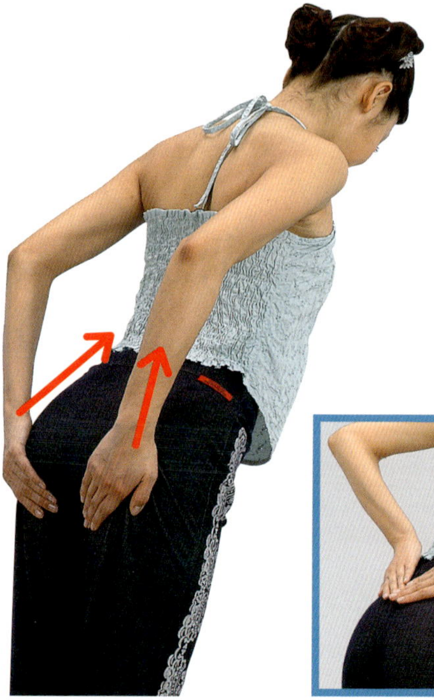

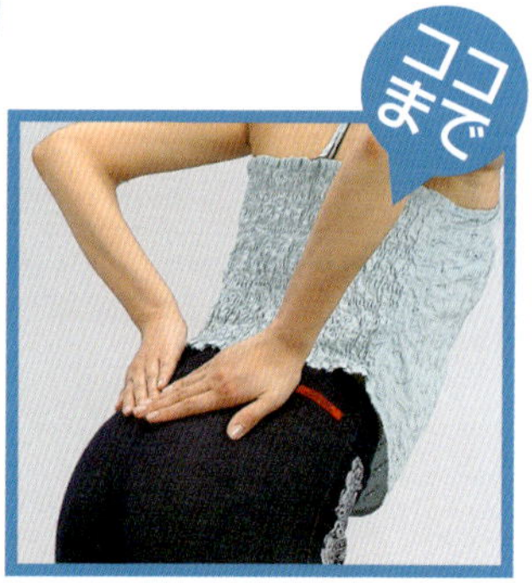

2 ヒップラインのドレナージュ

3回

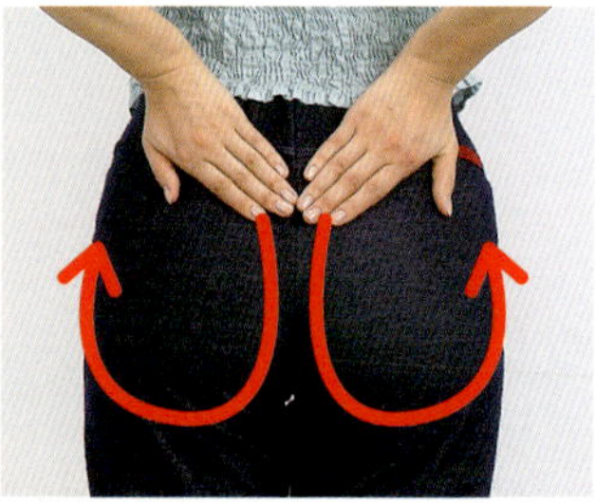

ウエストの少し下に両手を置く。そのまま真下におろして、お尻と脚の境目を通り、お尻のサイドをさすり上げる。

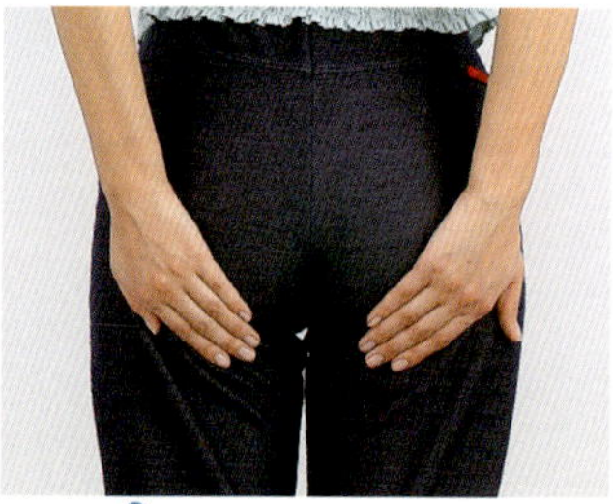

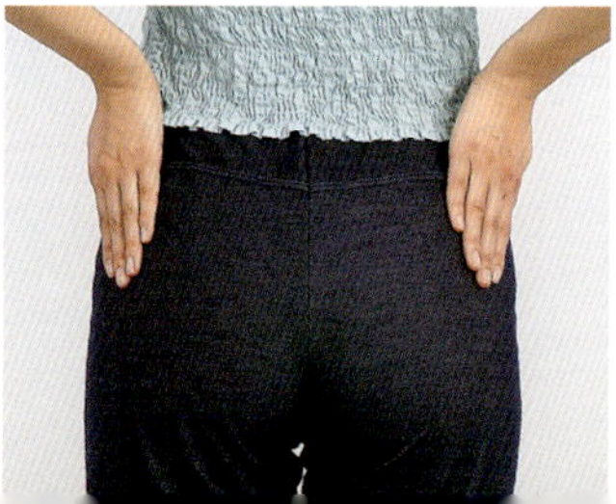

3✦ヒップ上部の圧迫 3回

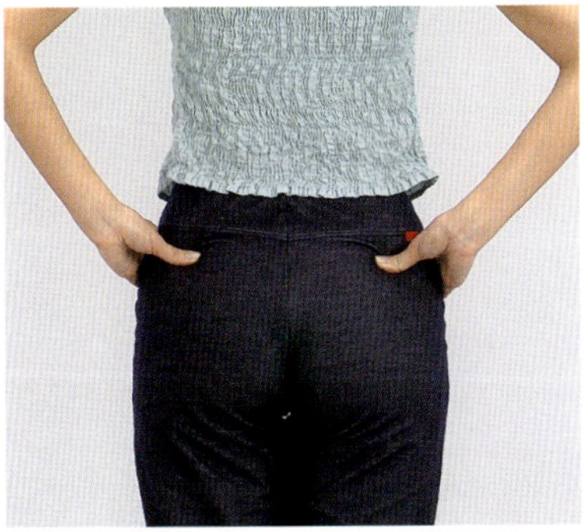

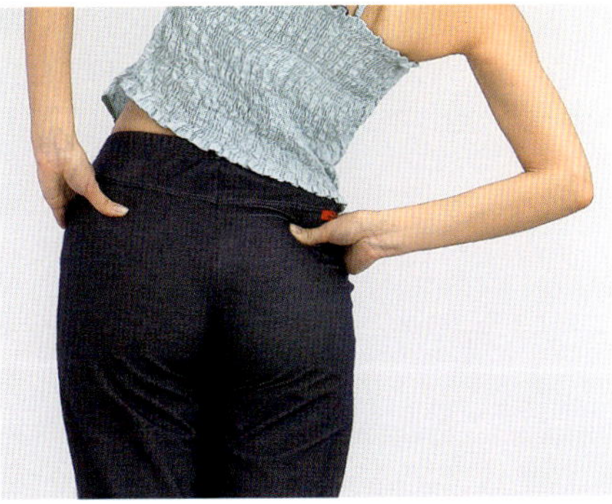

親指でプッシュしながら、上体を左右へ倒す。親指の位置の目安は、腰骨に4本指の先が当たるように脇腹をはさんだところ。

4✦ヒップのドレナージュ 各3回

お尻の上部に両手を置き、指先を外側に広げるようにしながら体のサイドへ流す。順に下にずらして同様に。

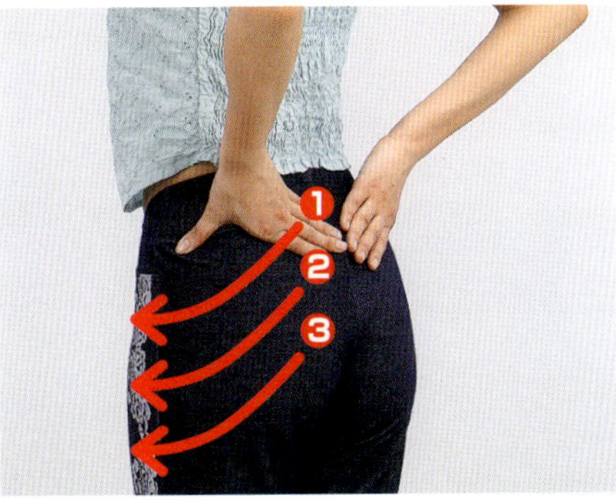

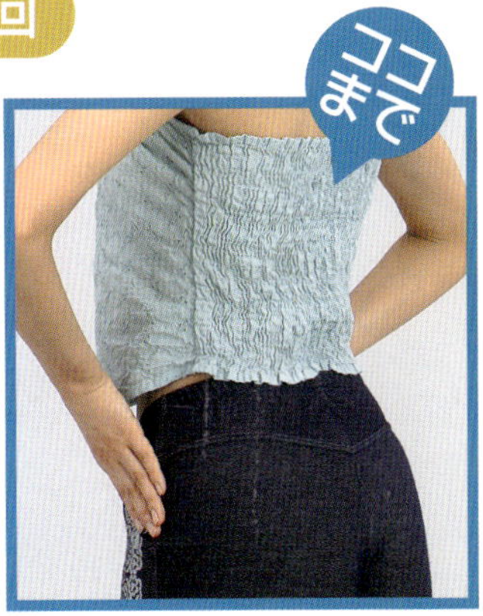

5✦ヒップ下部の圧迫 6回

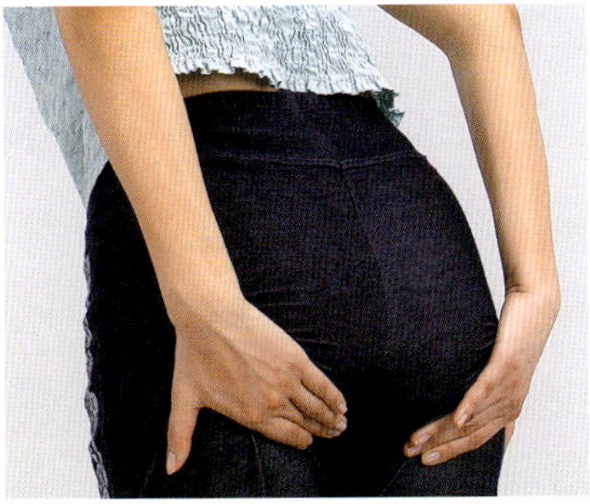

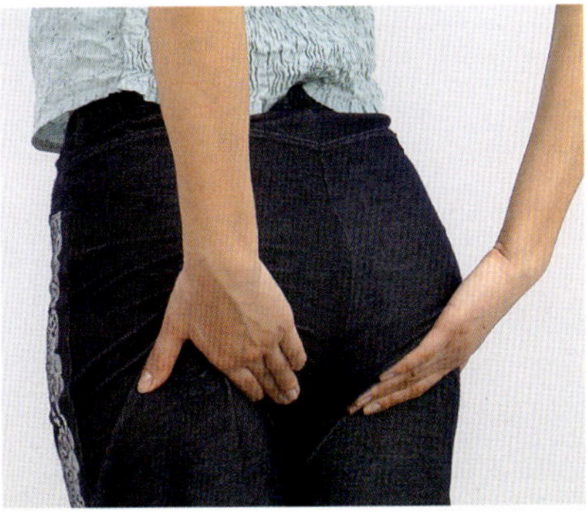

少し前かがみになって、4本の指にお尻をのせるようにしながら、指でグッと圧迫する。そのまま姿勢を戻したらグッと手を入れ込んで。

背中

肩コリや首のコリなどの循環障害によって、背中には脂肪やリンパが蓄積しがちです。女性らしい、さわやかな色気を醸《かも》し出すためにも、すっきりした背中を目指しましょう。また、姿勢が悪い人も、贅《ぜい》肉《にく》がつきやすくなっています。背中を上から下になぞって段があるようなら要注意。姿勢にも気をつけるようにしてください。

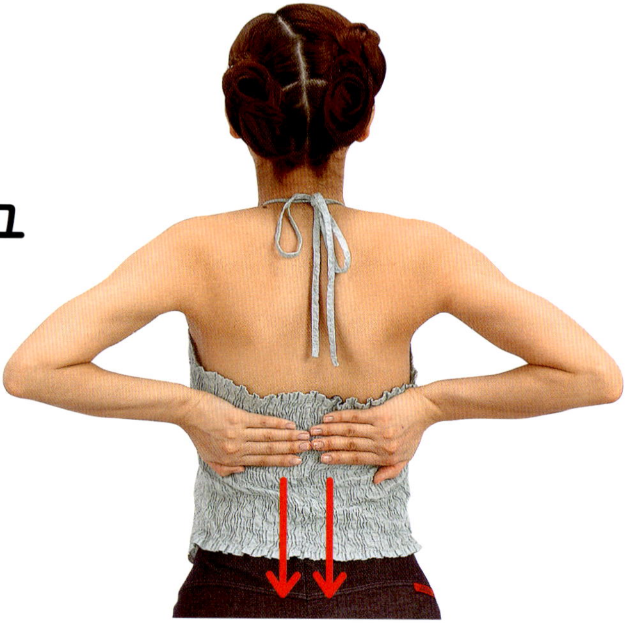

1 ✦ 縦のドレナージュ

6回

できるだけ背中の上のほうに手を置き、腰までまっすぐ下になでおろす。

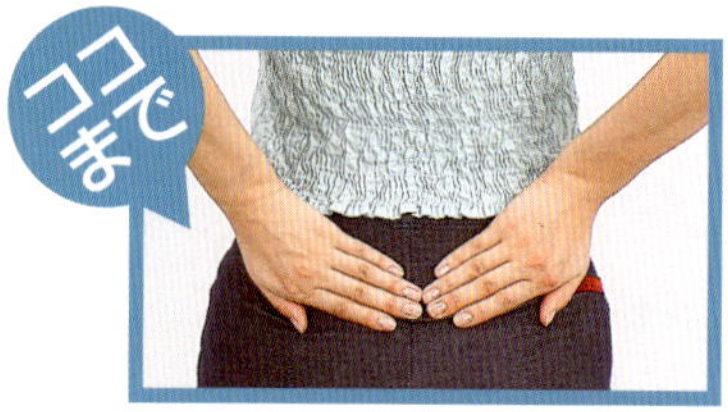

2 ✦ 横のドレナージュ　左右各6回

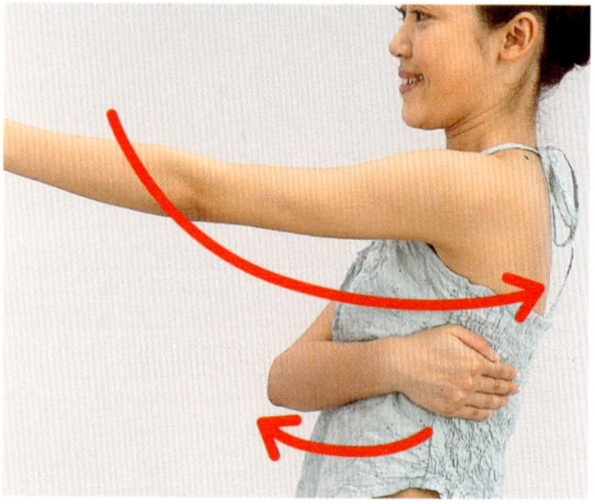

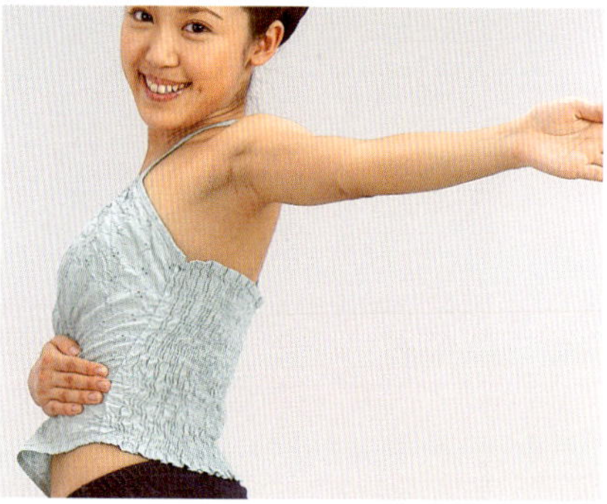

片手を前方に上げ、もう一方の手を背中にまわす。上げた手を横に開いて、背中から肋《ろっ》骨《こつ》の下にリンパを流すようにさする。背中にまわした手は、自然な動きにまかせればOK。

Partner ♡ Massage パートナーマッサージ

1✦ 背中のドレナージュ 各6回

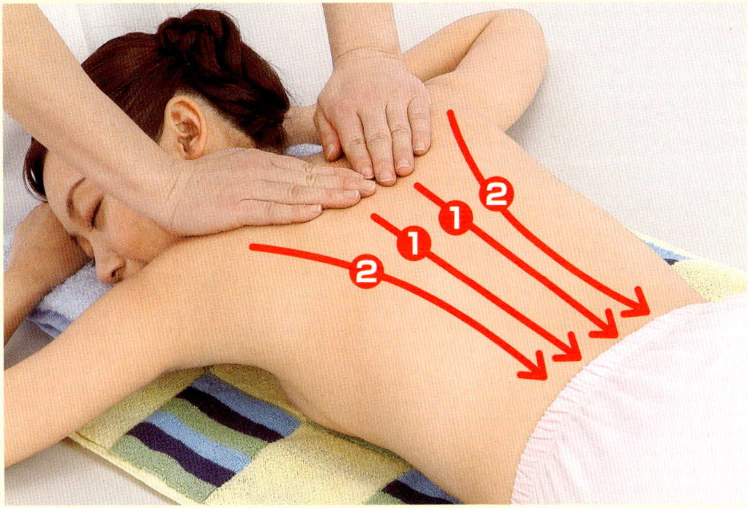

背骨に沿って、手のひらでなでる（❶）。肩から押し下げるようにして、ウエストに流す（❷）。

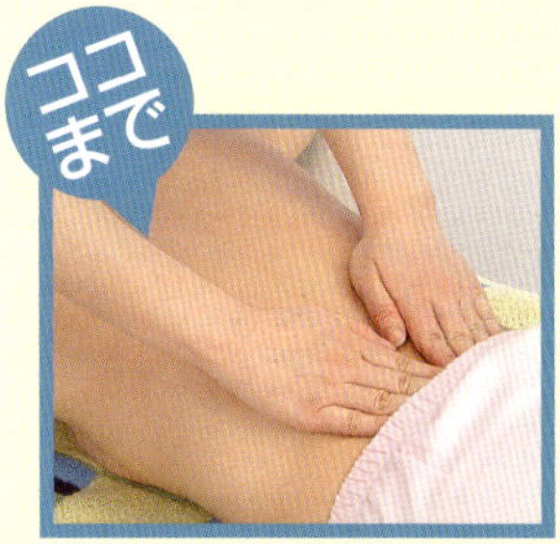

2✦ 背中の脂肪層の揉ねつ

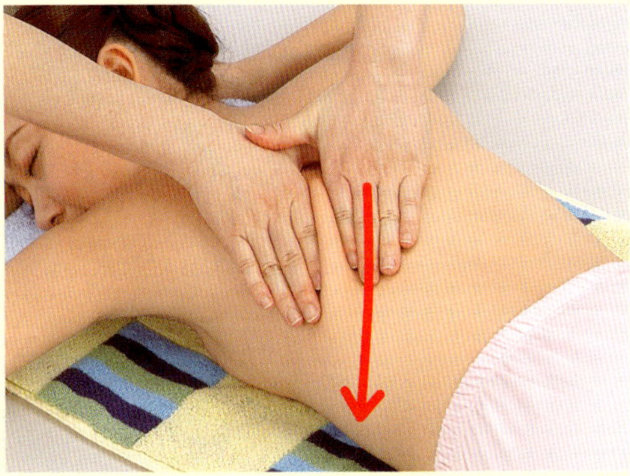

背中の肉を両手ですくい上げるようにして持ち上げる。とくに肩胛骨《けんこうこつ》あたりを入念に揉《じゅう》ねつして。

3✦ 腕の付け根のペトリサージュ

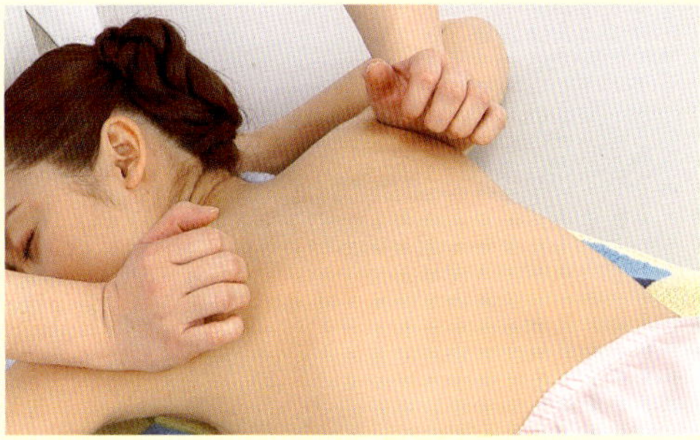

腕の付け根を手根でもみほぐす。

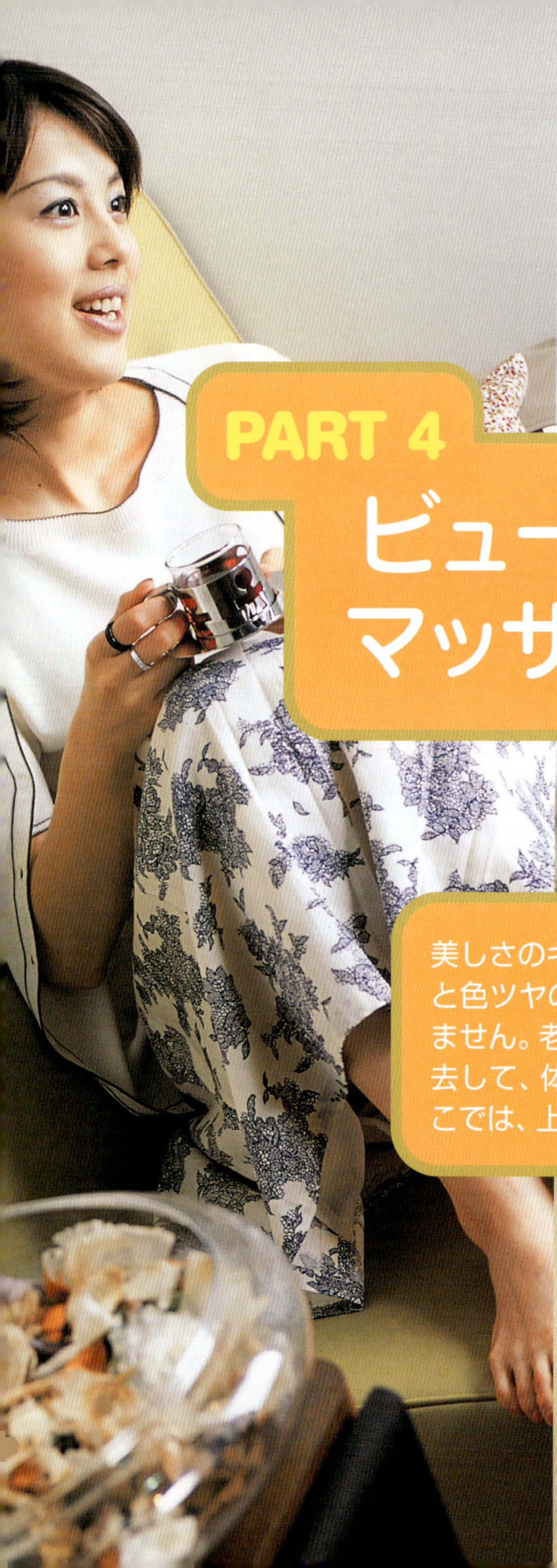

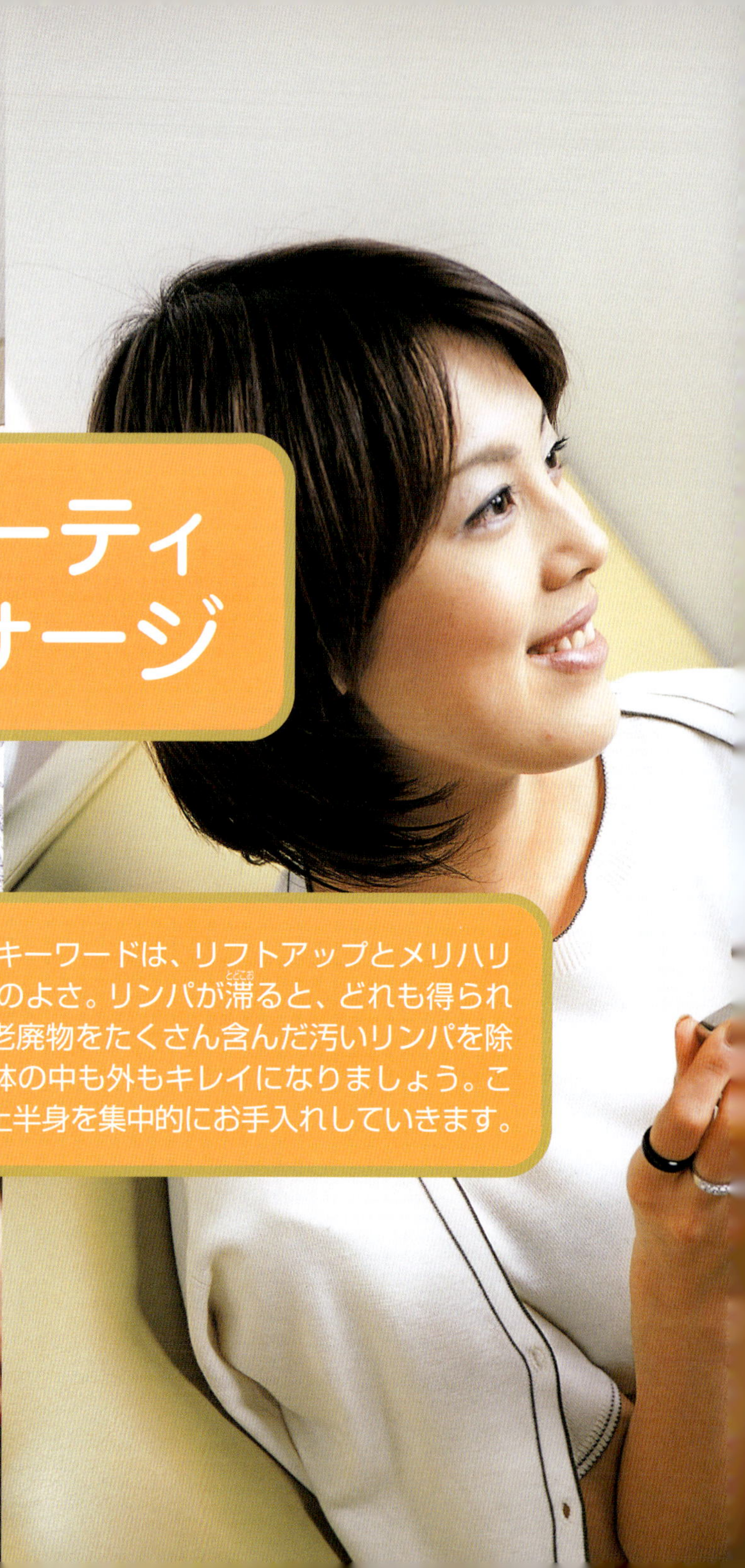

PART 4
ビューティマッサージ

美しさのキーワードは、リフトアップとメリハリと色ツヤのよさ。リンパが滞《とどこお》ると、どれも得られません。老廃物をたくさん含んだ汚いリンパを除去して、体の中も外もキレイになりましょう。ここでは、上半身を集中的にお手入れしていきます。

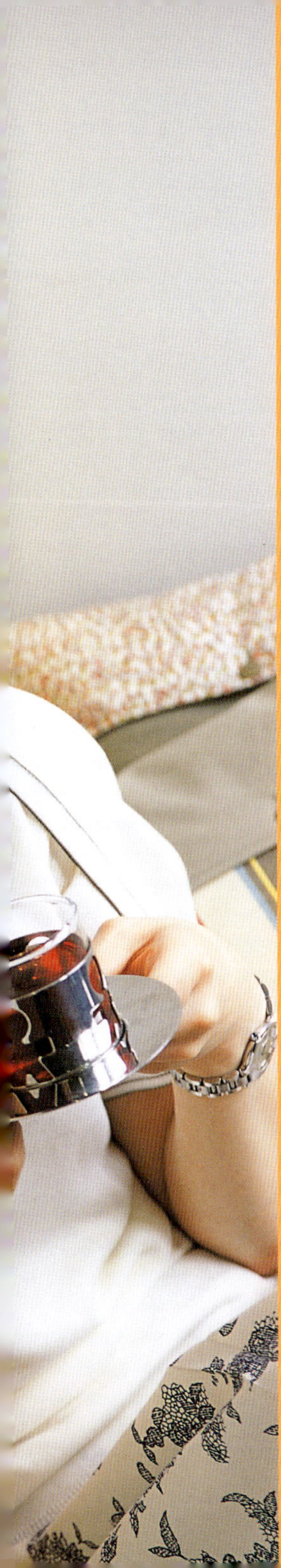

check!

あなたはドロドロリンパ？
―ビューティ編―

1. 目の下のくまが目立つ
2. 姿勢が悪くなった
3. 汗をあまりかかない
4. 鏡を見る機会が少なくなった
5. タバコの量が増えた
6. 足の皮膚が乾燥する
7. 疲れが顔に出るようになった
8. 肩コリはいつもある

チェックが6つ以上

リンパがドロドロになってから、かなり時間が経過しています。できれば朝と晩の2回マッサージしたいところです。また、マッサージと同時に、お肌のケアも念入りにしていきましょう。おすすめは、ディープクレンジングとパック。クレンジング剤はたっぷりつかって汚れをしっかり落とし、毛穴の掃除を。続いて泡立てた洗顔料で洗い、ぬるま湯で流したあと、水で毛穴を引き締めます。最後に、パックをして終了。体の内と外からキレイにして。

チェックが5つ以下

チェックがついた項目をもとに、生活習慣の見直しを図る必要がありそうです。まずは、朝晩の肌のお手入れ時に鎖《さ》骨《こつ》をポンパージュする習慣をつけることから始めてみましょう。マッサージは化粧前がおすすめ。化粧のノリが違います。

チェックが3つ以下

朝にマッサージすると、即時に効果が得られます。ここぞ！という勝負の日の朝は少し早めに起きて、ぜひマッサージを。

小顔

顔がむくんでいると、フェイスラインが大きくなり、大顔に見えてしまいます。さらに、滞留したリンパの重みによって、顔がたるんでしまうことも。顔と首周辺のポイントを集中的にポンパージュして、フェイスラインをすっきりさせましょう。小顔のポイントは耳のリンパ節。ひとまわり小さい顔になれるはずです。

1 首元のポンパージュ 左右各6回

首と肩の境目付近のポイントに中指を当て、後ろに向かって押す。

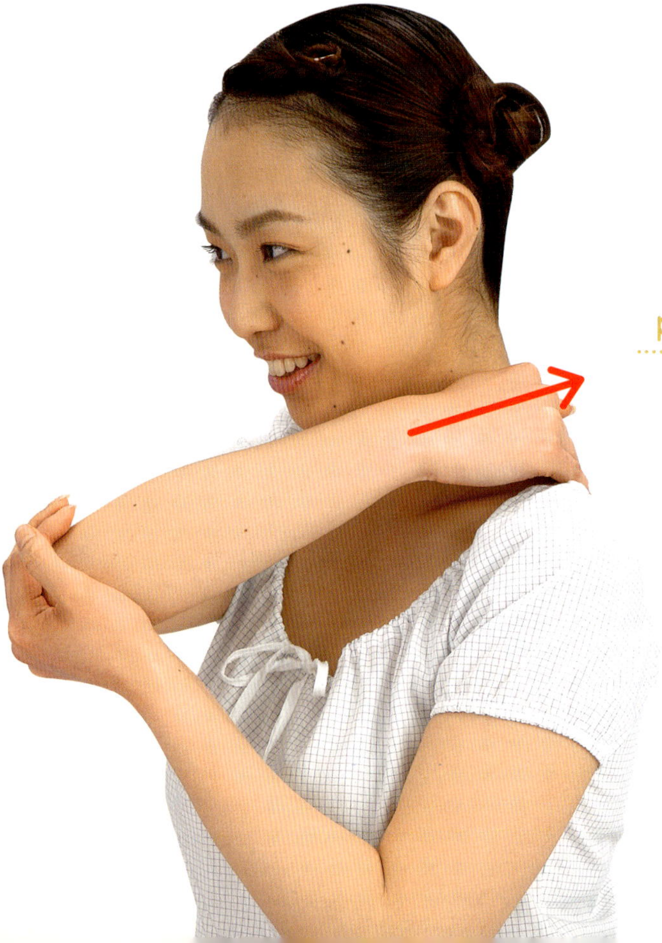

point

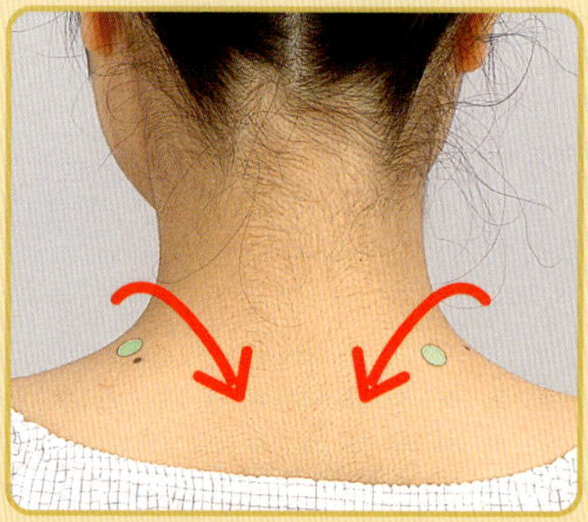

シール位置に指を当て、首まわりの余分な肉を後ろに押すようにして。

2✦ 顔と首のポンパージュ 各3回

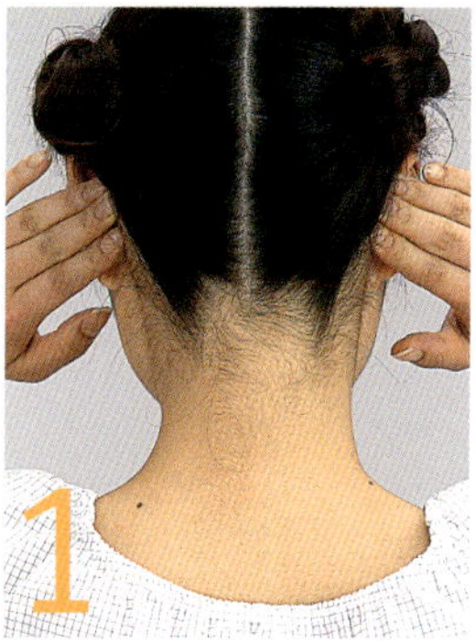

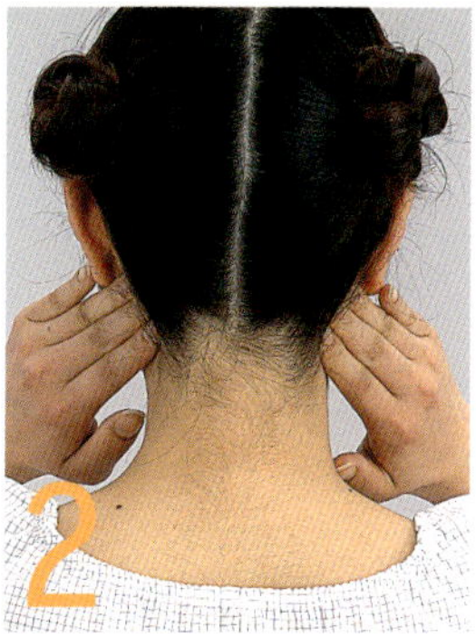

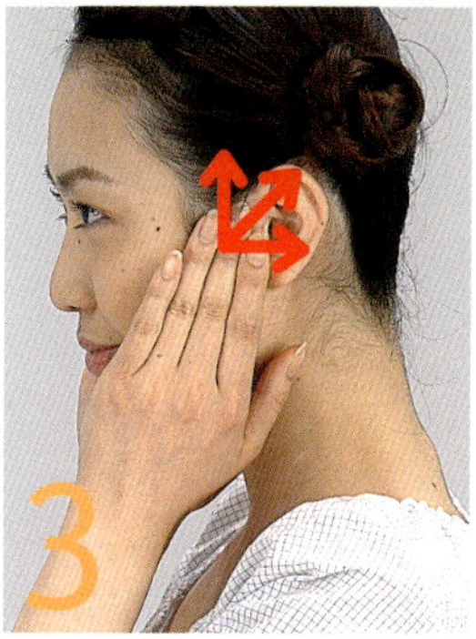

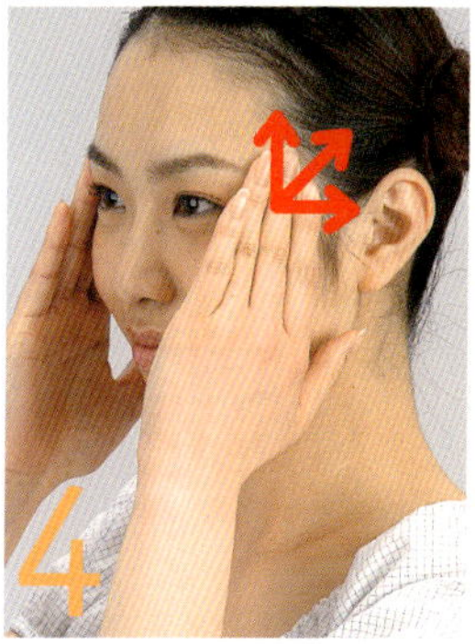

耳の後ろ　**首の付け根**

耳の後ろを3本の指で後頭部に向かって押す。首の付け根のくぼみも同様に。

耳の前　**こめかみ**

耳の前のくぼみに中指が当たるようにして、4本の指をそろえて3方向に押す。こめかみも同様に。

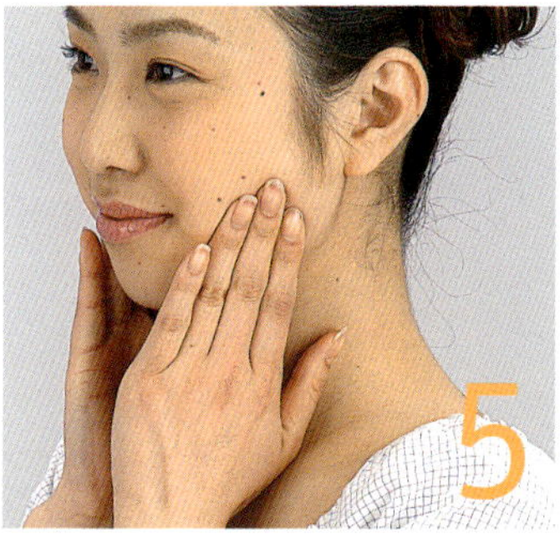

咬筋

咬筋《こうきん》（咬《か》むと動く場所）を後ろに押す。

point

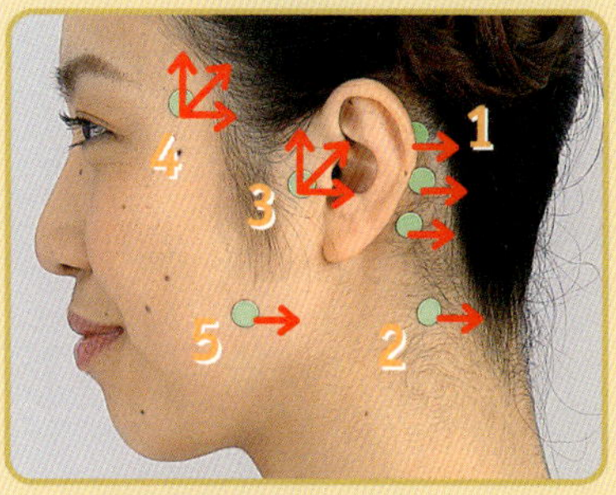

1～5までの指を当てる位置

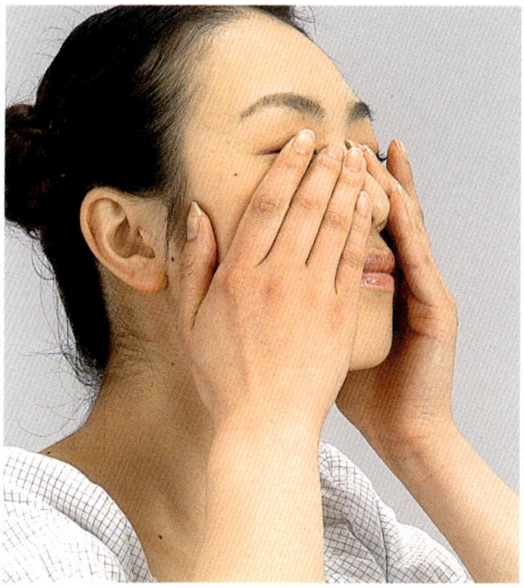

3✦ 頬のポンパージュ 3回

手で頬を押さえ、ジワーッと圧迫する。

4✦ 咬筋のポンパージュ 3回

咬筋を後ろに押す。

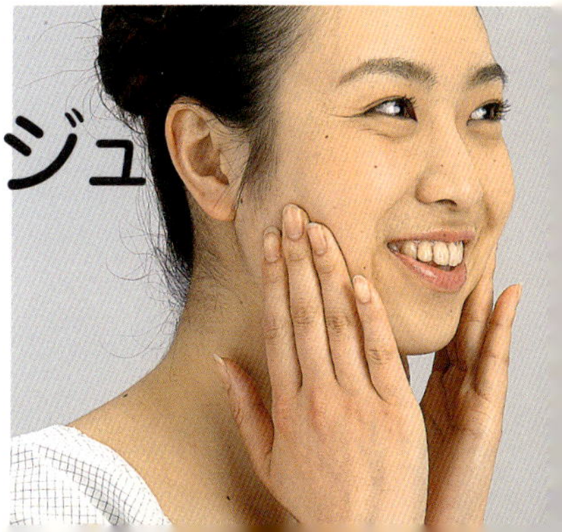

ブラウス ¥4,900／ユナイテッド・カラーズ・オブ・ベネトン

くすみとり

顔がくすむのは、汚れたリンパが体表面から見えているのが一因。サラサラのきれいなリンパが流れるようにしてあげれば、肌に透明感が出てきます。マッサージで首周辺に滞《とどこお》ったリンパを押し流して、顔全体のリンパの循環をよくしていきましょう。

1✦ 肩のポンパージュ　6回

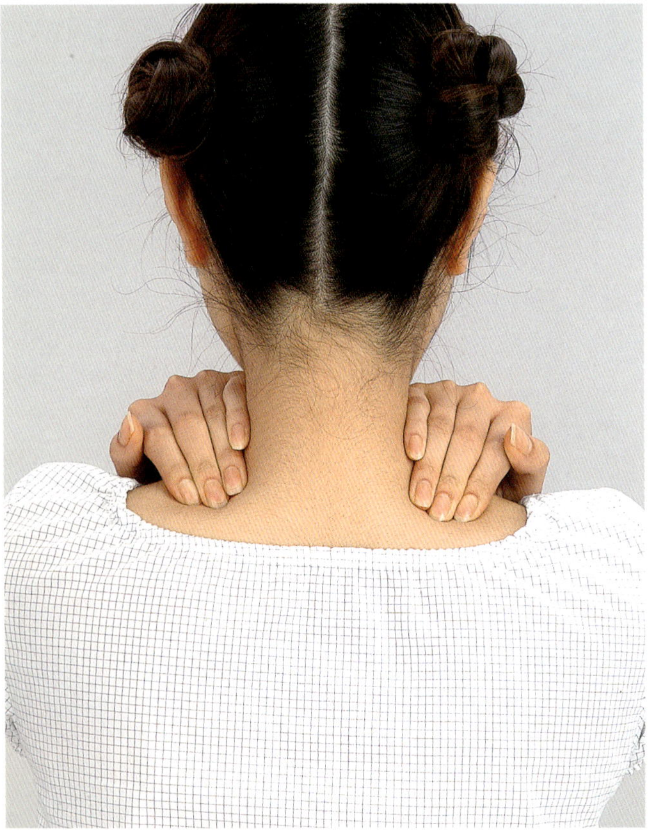

顔から肩へドロドロリンパを流します。肩に手を置き、4本の指でプッシュ。両腋《わき》をしめて。

point

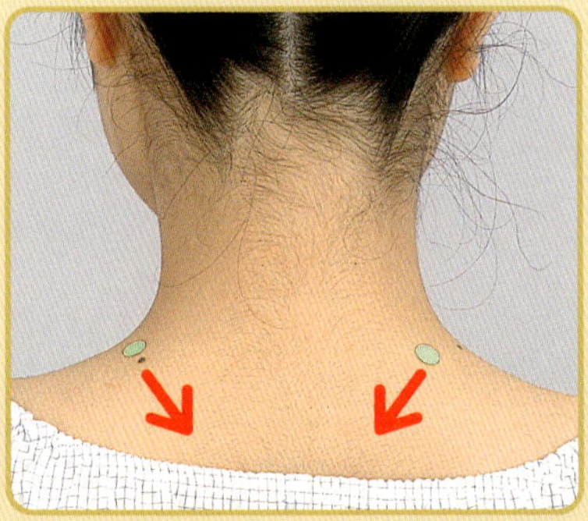

シール位置に中指がくるように手を置き、矢印の方向へ押す。

PLUS+1

首の後ろを温めて血行促進！

顔がくすむ原因のひとつには、血行の悪さがあります。血行不良によって新鮮な酸素が不足すると、血液は黒ずんでしまい、その色が皮膚を通して見えてしまうのです。くすみを取り除くためには、血液の循環をよくすることも大切！ そこで、ホットタオルで首の後ろを温め、血行をよくしましょう。同時にリンパの流れもよくなります。

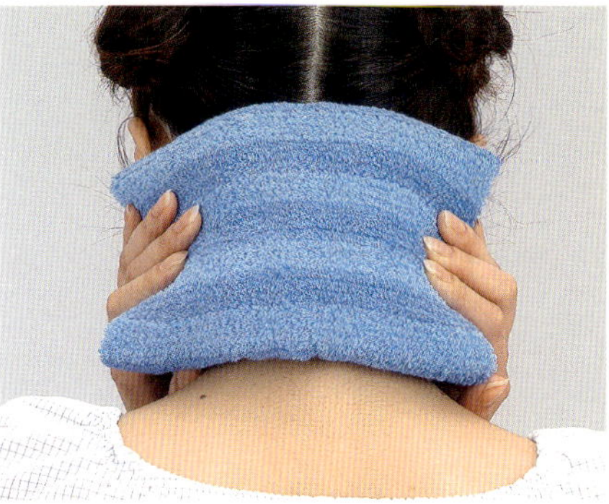

（ホットタオルのつくり方は21ページ）

2✦ 首の後ろのドレナージュ　6回

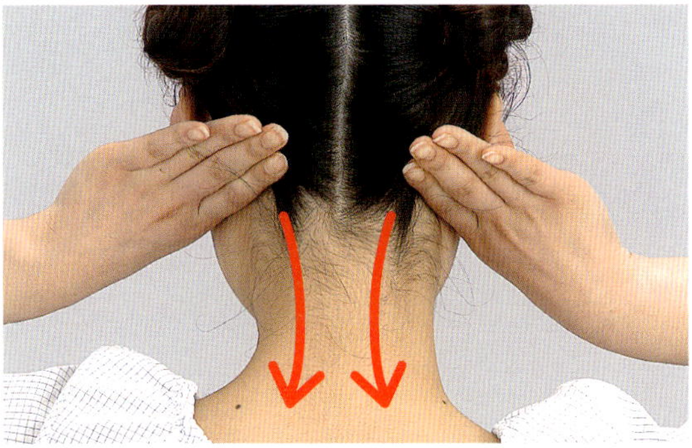

首の付け根のくぼみに人差し指を当て、4本の指をそろえて、プッシュしながらなでる。このとき、最初は人差し指でおろし、徐々に4指を密着させるようにして。首の後ろ全体を流す。

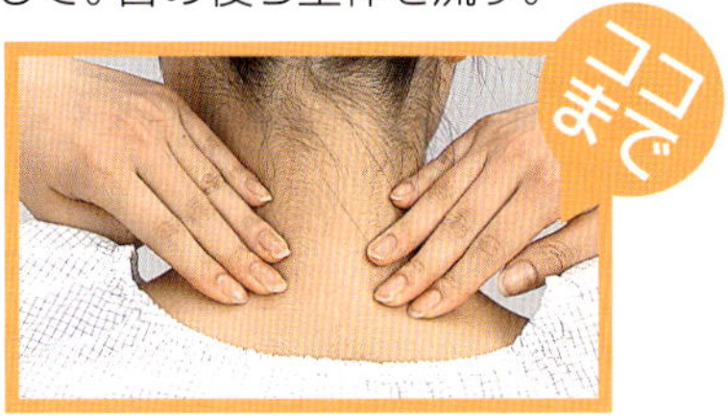

3✦ 首サイドのドレナージュ　左右各6回

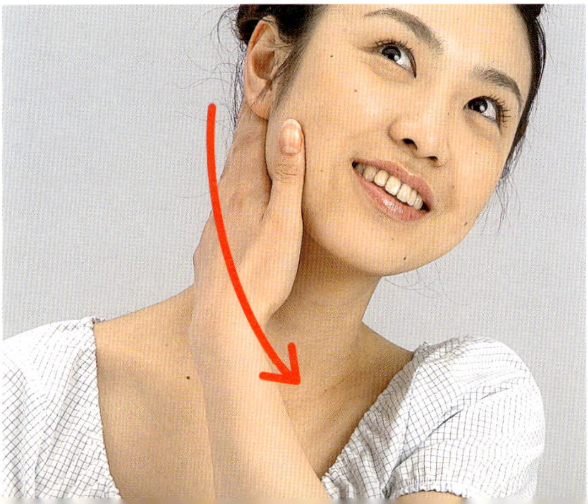

首を横に倒し、耳の後ろから真っすぐなでおろして鎖《さ》骨《こつ》に流し込む。

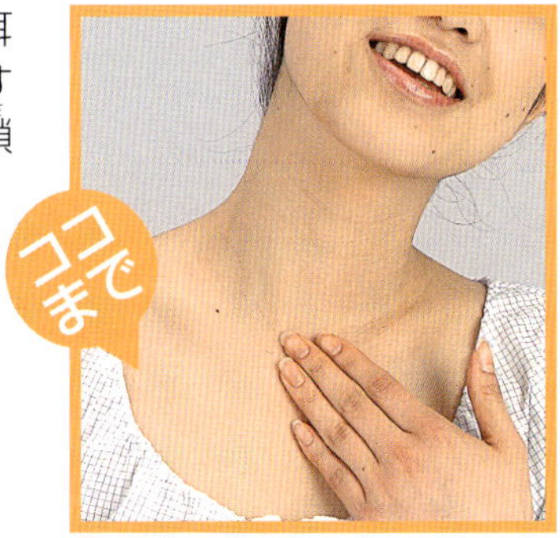

フェイスリフト

水は比重が重いため、リンパは下へ下へとたまろうとします。リンパの流れが悪いと、たるみを引き起こし、フェイスラインをくずしてしまいます。余分なリンパを流せば、1回のマッサージでもリフトアップするはず。なるべく毎日やって、いい状態を体に覚え込ませてしまいましょう。

1✦ 顔のポンパージュ 各2回

1

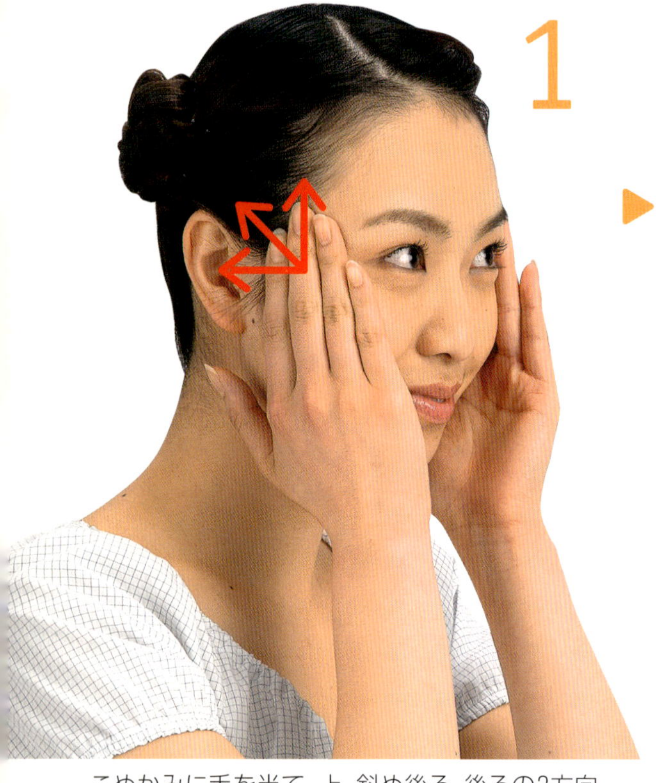

こめかみに手を当て、上、斜め後ろ、後ろの3方向に向かって、それぞれ指の腹で押す。

2

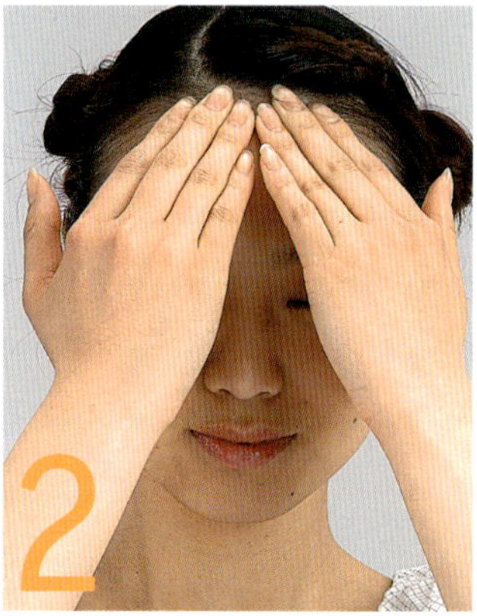

額のはえぎわに手を当て、4本の指をそろえて上に押し上げる。気持ち中指に力を入れて。

3

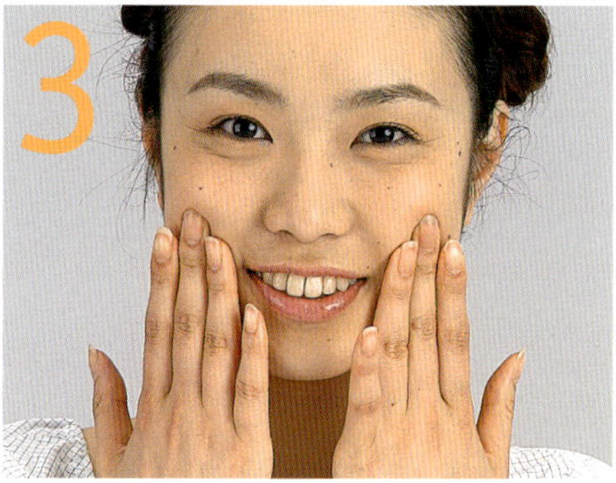

頬骨の下に指先を当てて、プッシュ。

2✦ ティッシュパック

次の要領でリフトアップしていきます。

①クリームタイプやゼリータイプのパックや美容液をたっぷり塗る。
②ティッシュを三角形に折り、その端をアゴの下に当て、フェイスラインを引き上げるようにしながら、貼り付ける。顔の輪郭に合わせて、ゆっくり引っ張り上げないと、目の下にシワができるので注意。
③最後にティッシュの上から化粧水（または美容効果のある水）をかけて、肌にピタッと密着させる。
反対側も同様に。

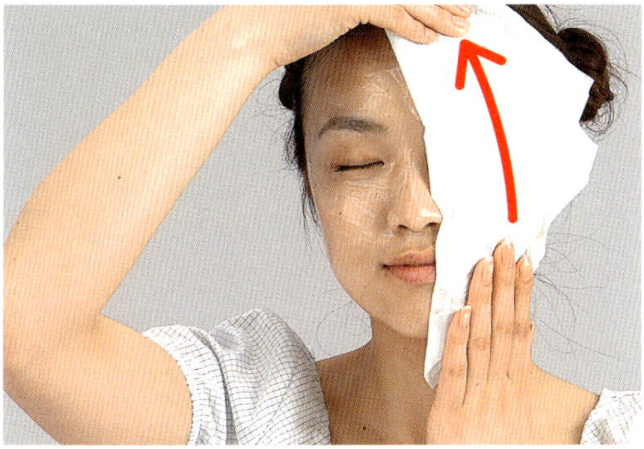

フェイスラインを引き上げるように下から貼っていく。

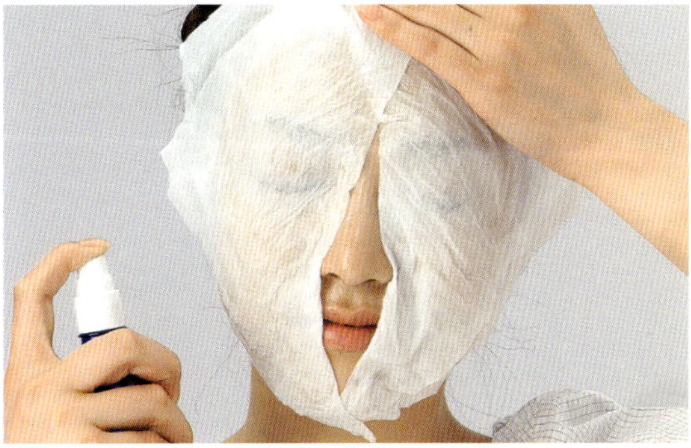

ティッシュがしっかり密着するようにまんべんなく吹きかけて。

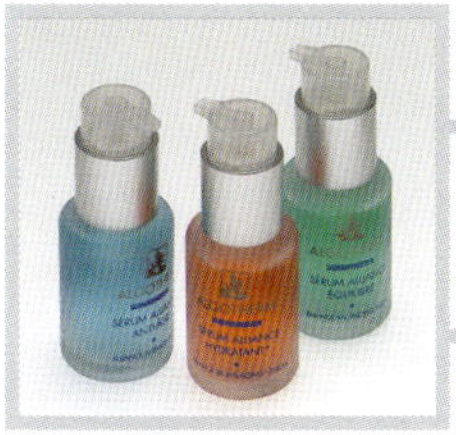

PLUS+1 老化防止、ドライスキン、オイリーコンビネーション用など自分の肌や目的に合ったフェイシャル用の美容液を使うと効果アップ。

3✦ 頬のマッサージ

6回

頬を手で包み込み、指先から波打つように手をくねくね動かしてマッサージ。❶～❸の順に力を入れる要領で。

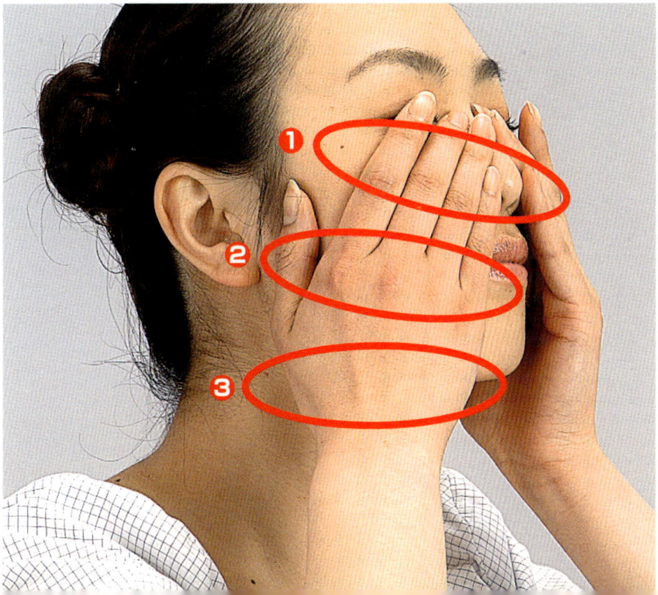

デコルテ

デコルテ（バストの上部から首、肩周辺）のお手入れはついつい忘れてしまいがちかもしれませんが、キャミソールや水着を自信をもって着るためには、デコルテのケアも必要です。この部分がすっきりするだけで、印象はかなり変わります。美しいデコルテを手に入れましょう。

CHECK!
美しいデコルテのポイント

1. 鎖《さ》骨《こつ》が見える
2. 首と肩、肩と腕が直角
3. アゴ先〜肩の高さまで離れている

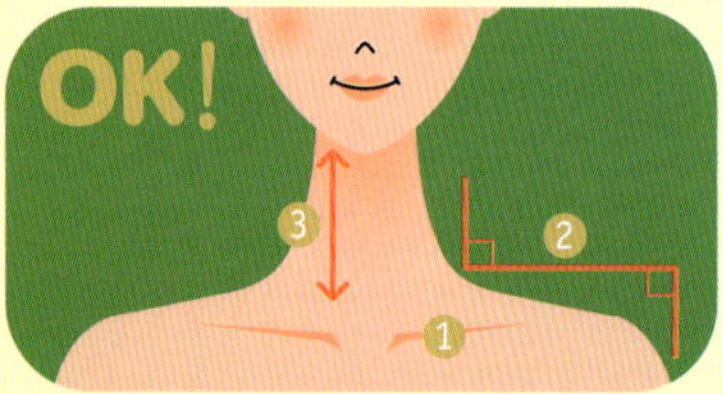

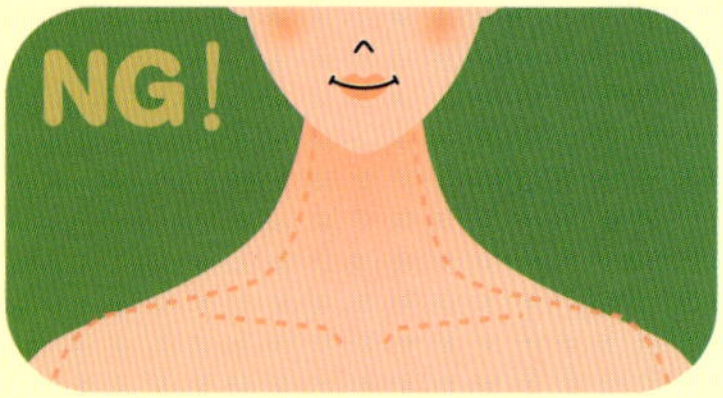

1✦ 肩のポンパージュ

左右各6セット

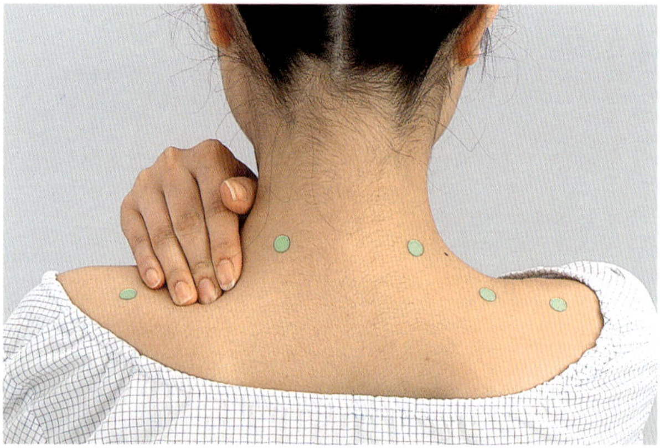

首に近いほうから順に、肩のポイント（シール位置）を中指で押す。4本の指はそろえて。

point

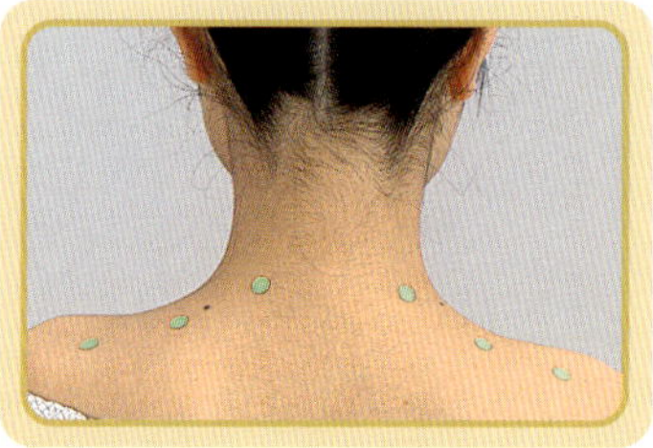

2 ✦ 首のドレナージュ

6回

両手で首を挟み、鎖骨に流し込むように、なでおろす。

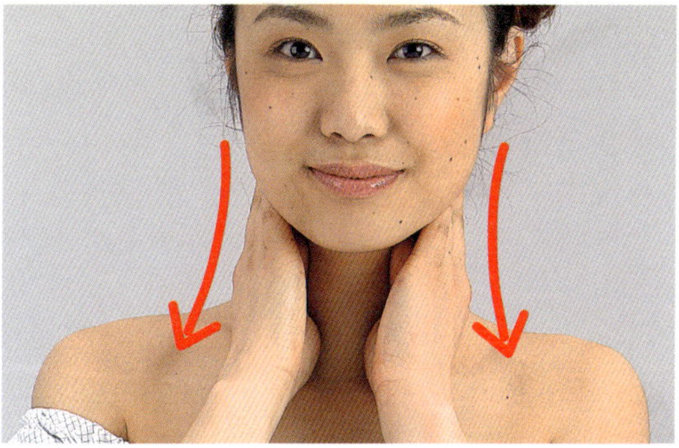

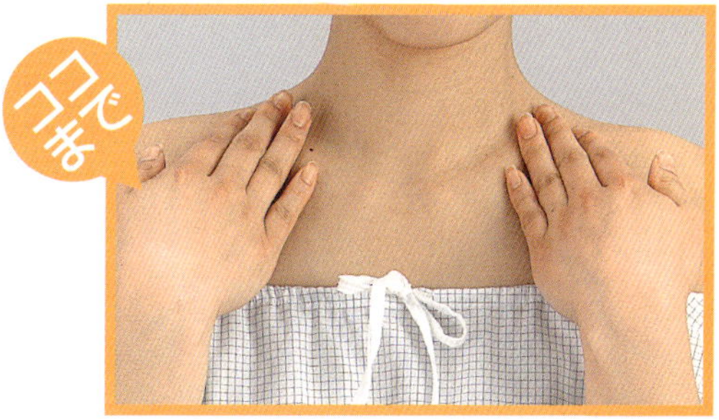

3 ✦ 鎖骨のドレナージュ

左右各6回

鎖骨の下に沿って、腋《わき》の下に流し込むようになでる。

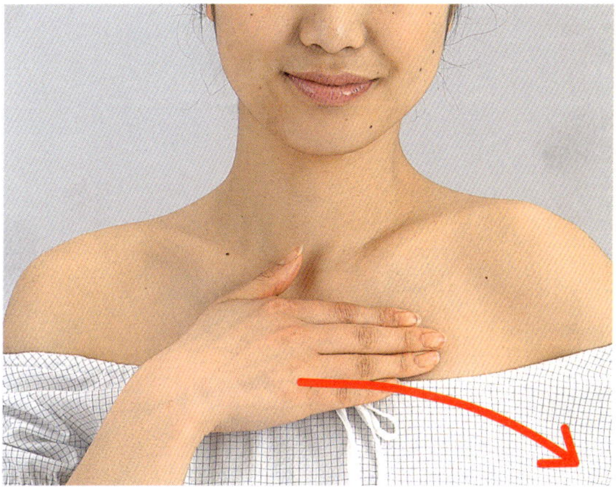

PLUS+1

細い首をつくる！

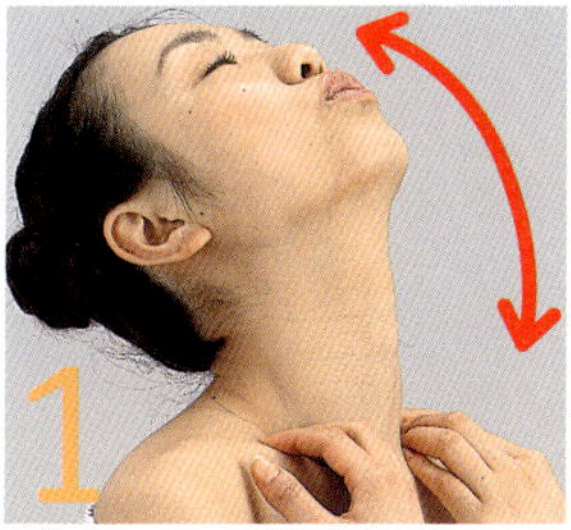

6回

指を軽く曲げ、鎖骨の上に置く。そのまま上を向いて「ウ」の口をし、下を向く。爪を立てないように注意して。

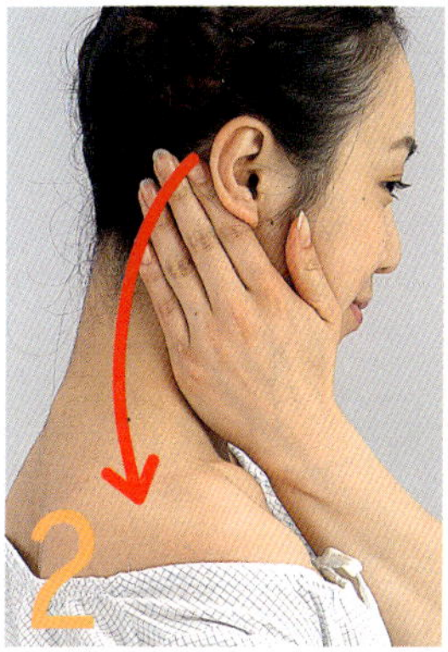

左右各6回

4本指をそろえて耳の後ろに当て、下へなでおろして背中側へ流す。

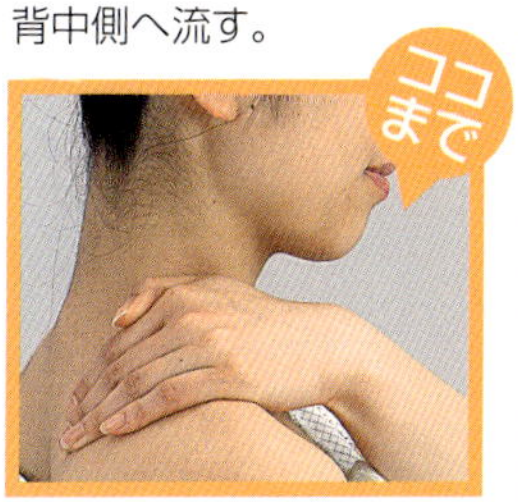

バストアップ

年をとるにつれて、垂れてしまいがちなバスト。肉はバスト脇のほうへも流れ、形がどんどん悪くなってしまいます。肉を中心へ寄せて、引き上げるようにマッサージして、重力に負けないバストをつくっていきましょう。自分に合った下着をつけることも忘れずに！

1✦ 鎖骨のドレナージュ　6回

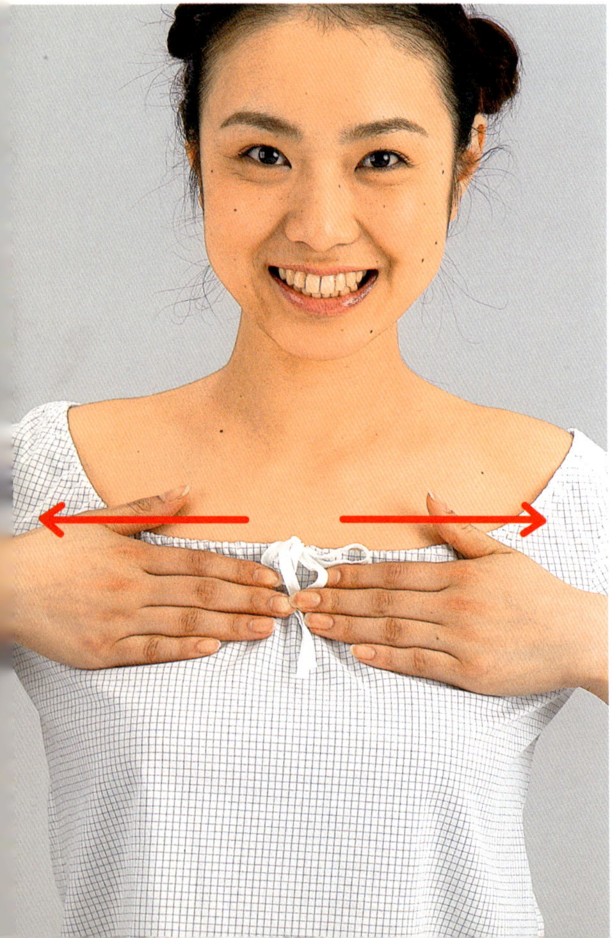

鎖骨《さこつ》の下に手をペタッとつけて置く。腕はなるべく床と水平になるように。「イー」の口にしたら、手を外側へ引き、腋《わき》まで流す。

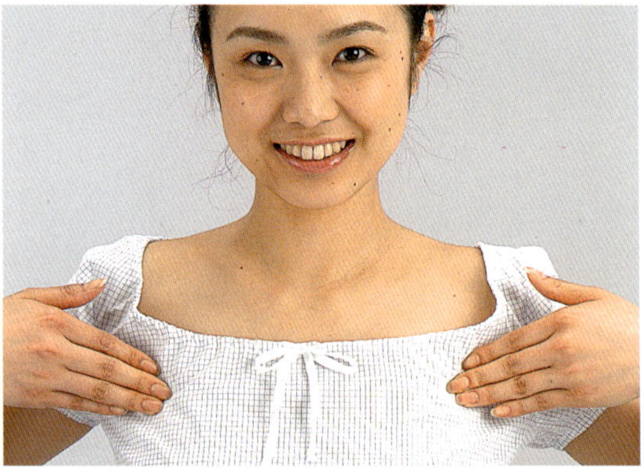

point

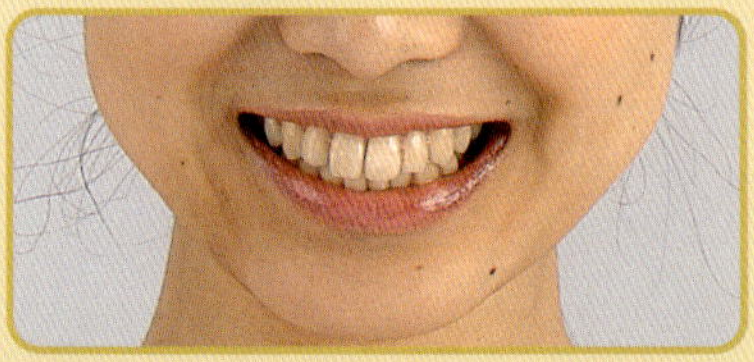

「イー」の口で、縦方向に走っている首の筋肉を引き上げる。首のたるみはバストのたるみに影響。しっかり口を横に引いて。

2✦ バスト脇の肉を移動 左右各6セット

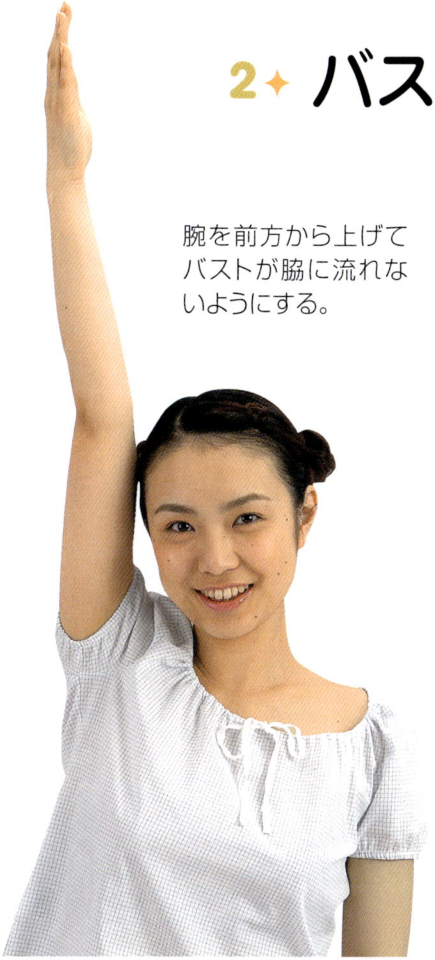

腕を前方から上げてバストが脇に流れないようにする。

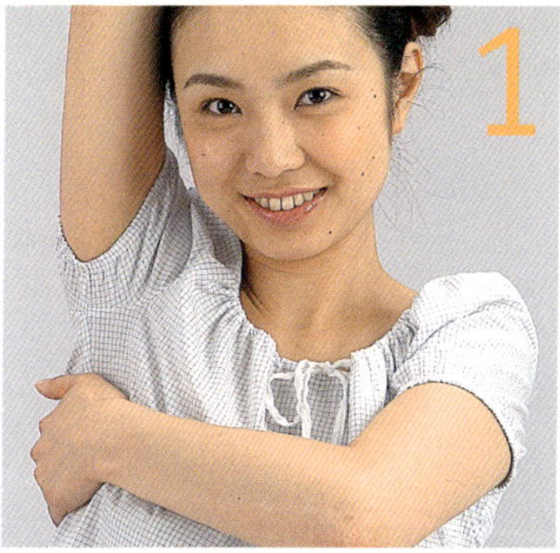

反対の手で、バスト脇から胸の中心に向かって肉を引き寄せる。できるだけ背中のほうから肉をもってくるようにして。

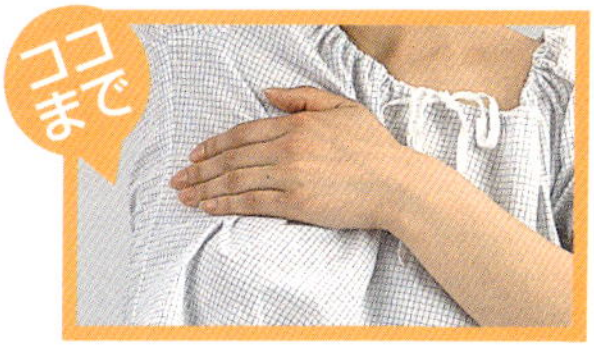

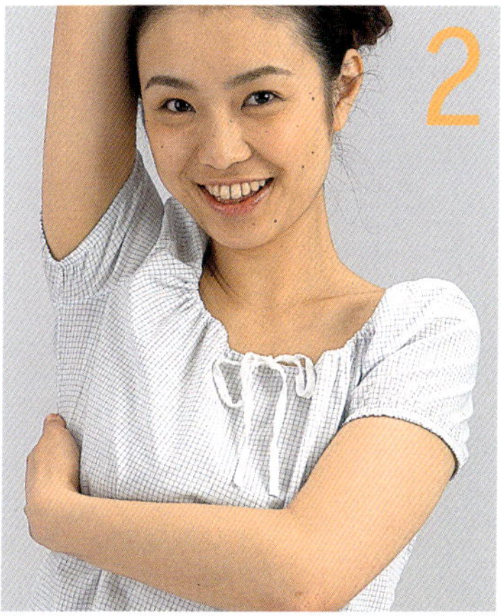

次に、アンダーバストに沿って、バストをグッと持ち上げるようにしながら、中心に肉を寄せる。

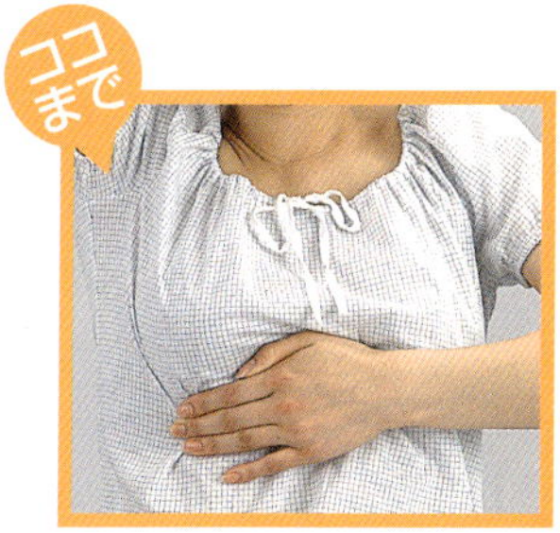

3✦ バストのドレナージュ 左右各6回

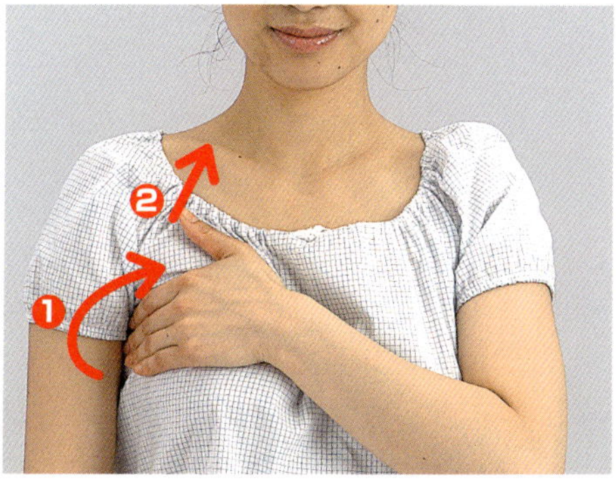

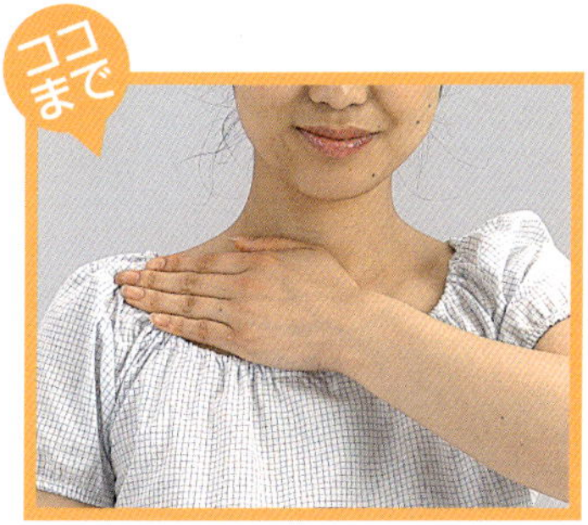

バストの外側の肉を包むようにしながら前面にもってきて、そのまま鎖骨に向かって4本指でさする。

ツヤ髪

カラーリングやパーマなど、髪にダメージを与える機会が増え、傷みがちな髪。いくらキレイに整えても、パサパサでは魅力は半減してしまいます。頭部のリンパや血液の流れをよくして、髪に多くの栄養を行き渡らせましょう。子どものようなバージンヘアを取り戻して。

1 首のドレナージュ　6回

首の付け根に小指を直角に当てて、そのまま肩までなでおろす。

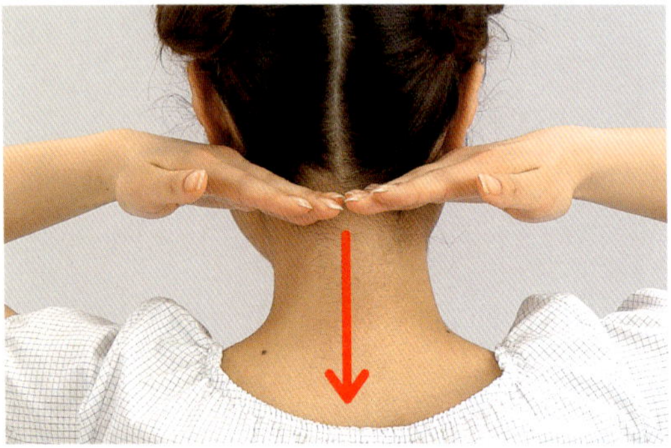

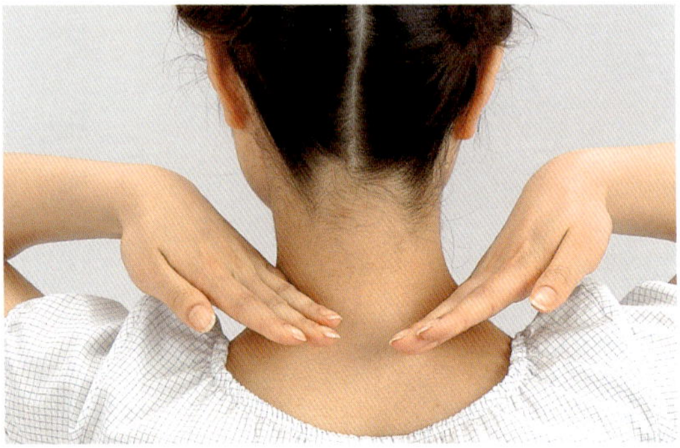

2 首のポンパージュ　6回

首の付け根のくぼみにそれぞれ親指を当て、首を左右に振って圧迫。4本指はそろえておくこと。

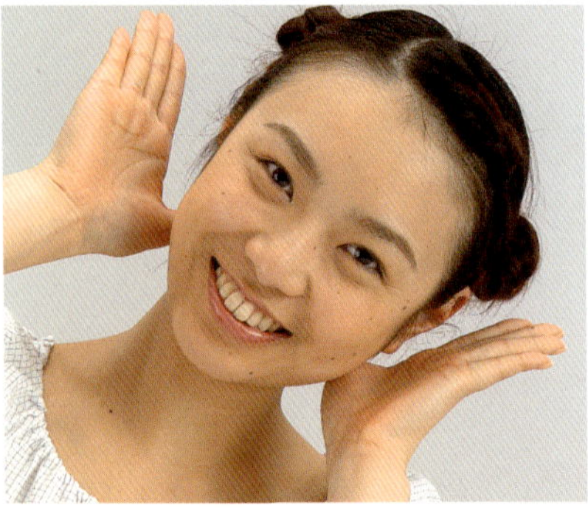

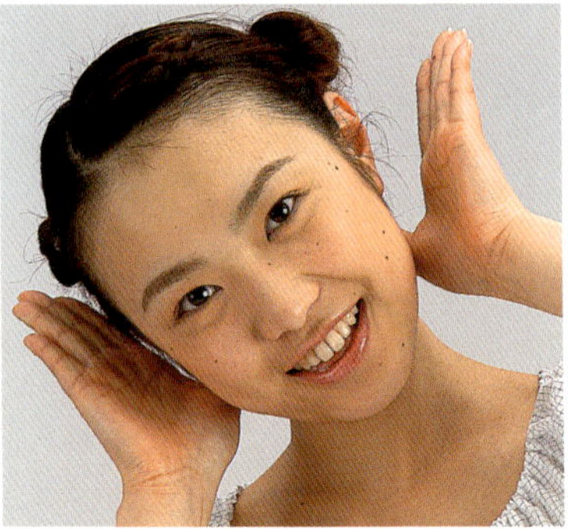

point

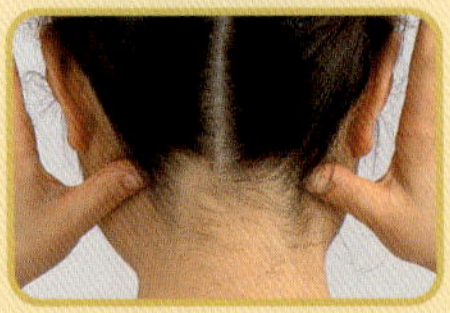

親指を当てる位置はココ。

3✦ 後頭部のポンパージュ 各3回

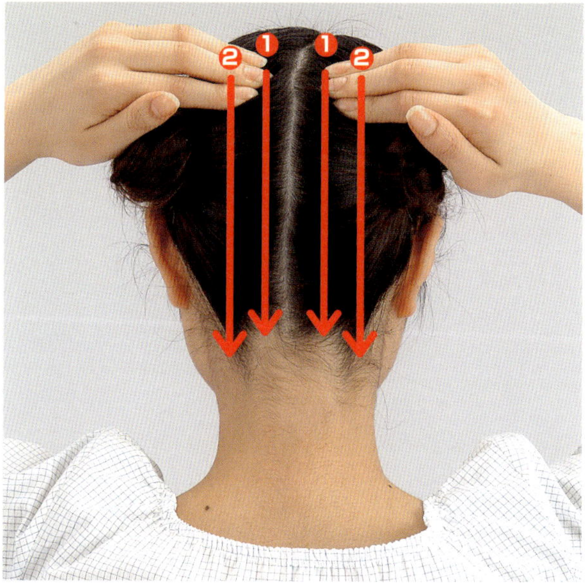

後頭部を上から下へ4本指で押していく。首の付け根までいったら、さらにその外側を同様にプッシュ。

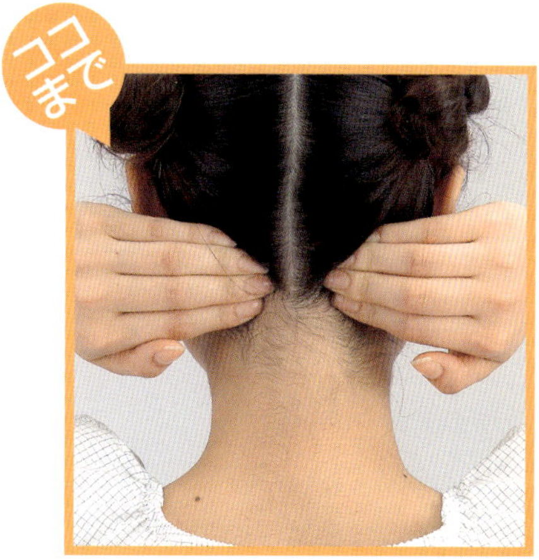

4✦ 側頭部のポンパージュ 3セット

側頭部を前から後頭部に向かって、4本の指で押していく。これを上から順に耳の上まで3ヵ所やって。

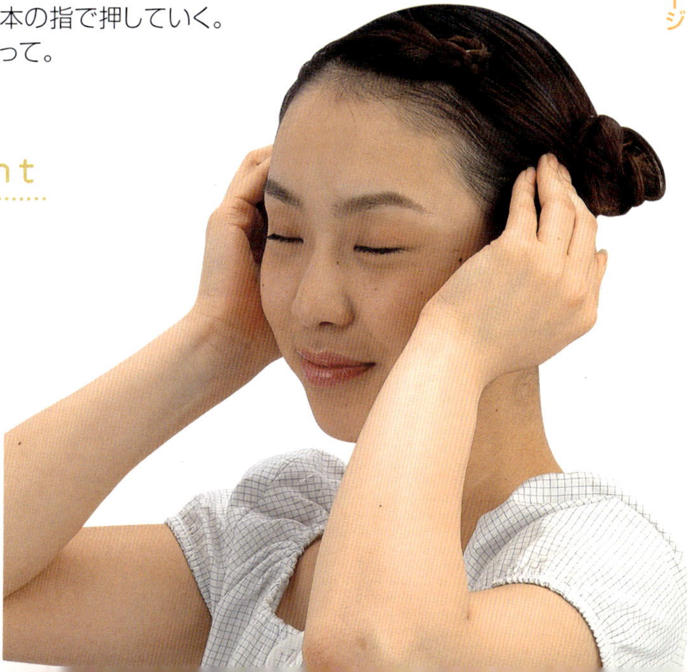

point

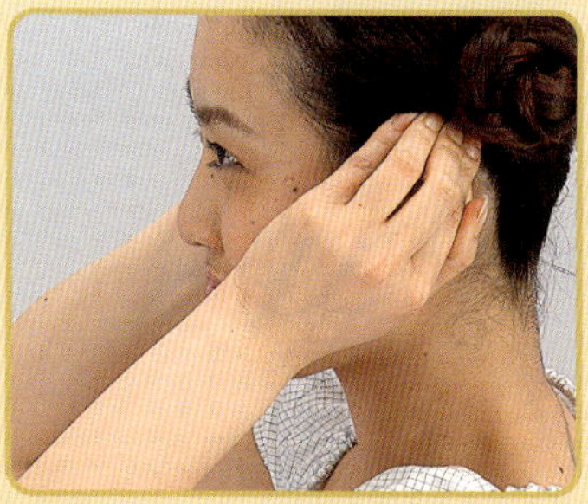

指の腹でグーッと押す。

PART 5

ヒーリングマッサージ

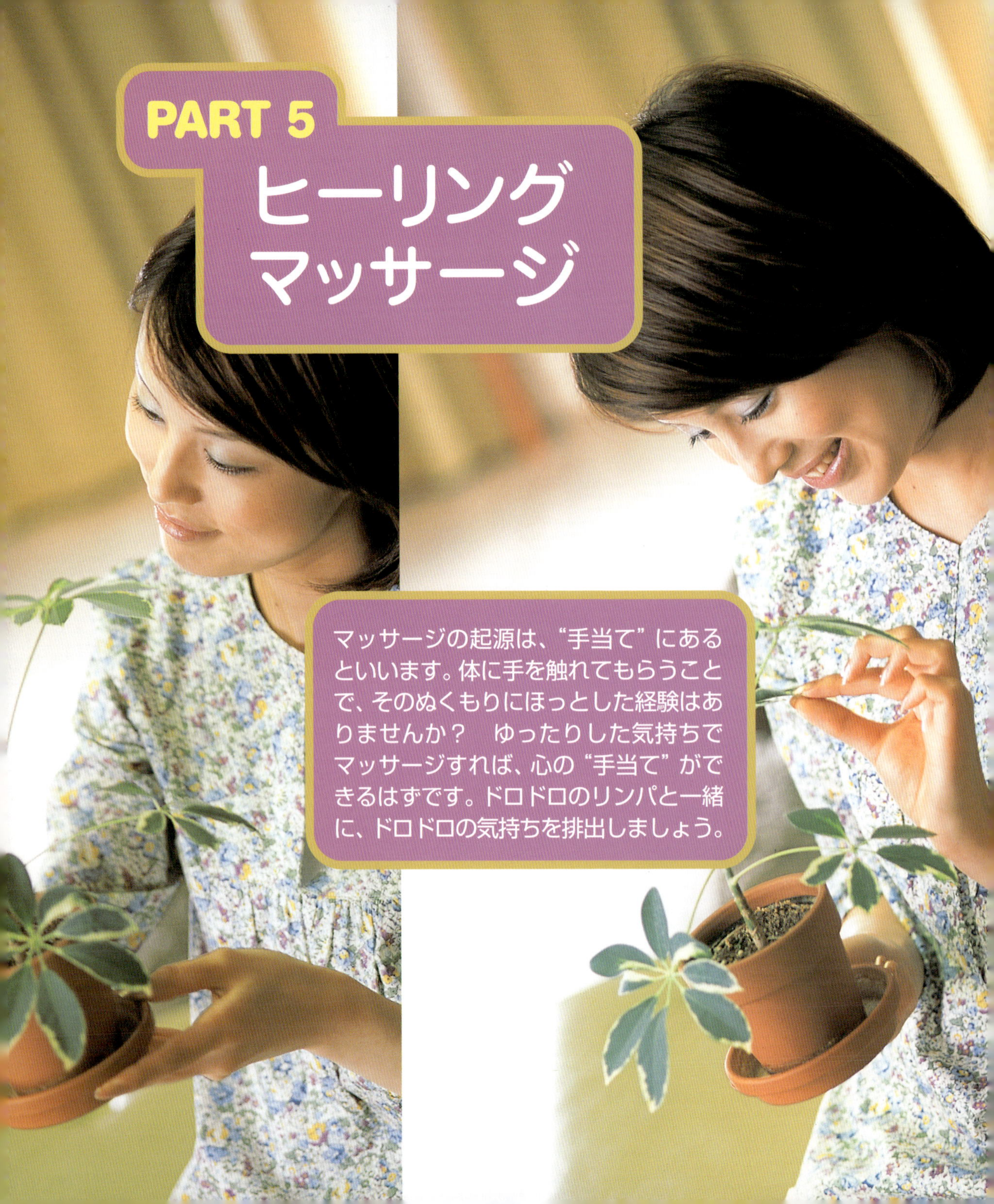

マッサージの起源は、“手当て”にあるといいます。体に手を触れてもらうことで、そのぬくもりにほっとした経験はありませんか？　ゆったりした気持ちでマッサージすれば、心の“手当て”ができるはずです。ドロドロのリンパと一緒に、ドロドロの気持ちを排出しましょう。

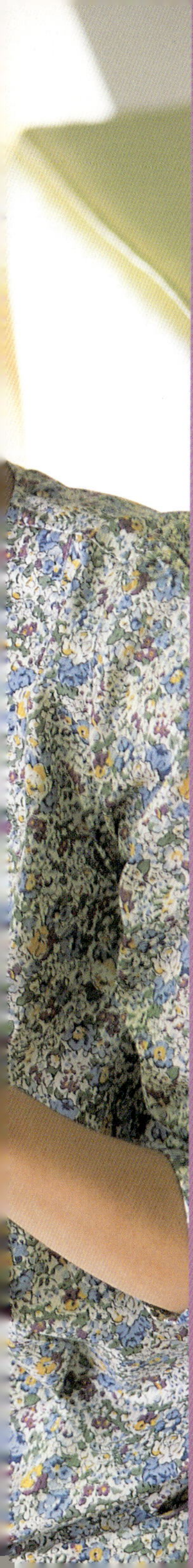

check!

あなたはドロドロリンパ？
―ヒーリング編―

1 手足が冷える

2 休日はただ寝ていたい

3 アレルギーがよく起きる

4 食欲がない、または異常にある

5 疲れが顔に出るようになった

6 朝起きて憂《ゆう》鬱《うつ》になることがある

7 生理痛がひどい、または生理不順

8 眠りが浅い

9 最近甘いものが好きになった

チェックが5つ以上

“疲弊《ひへい》期”というストレスの最終ステージに入っているようです。以前より気力がなくなったと感じていませんか？　できればパートナーにマッサージしてもらい、リラックスする時間を意識的にもつようにしましょう。また、心と体はつながっているもの。ストレスの影響を受けて体のほうもガタついていませんか？　放っておくと病気になる可能性大。ヒーリングマッサージ以外に、体に現われている症状に合わせたマッサージもプラスしましょう。

チェックが3つ以上

“抵抗期”という中レベルのストレス度です。リンパの流れは悪化しており、マッサージの力を必要としています。ストレスがたまっているという自覚がなくても、いまは気力で乗り越えているだけかもしれません。体はすでに悲鳴をあげ始めていませんか？　がんばりすぎるのも考えものです。アロマの精油をつかうなどしてマッサージしながら、心身を休めましょう。

チェックが2つ以下

“警告反応期”というストレス初期段階で、ドロドロリンパになり始めたばかり。疲れたと思った日にはマッサージを忘れずに。

イライラ

眉《まゆ》は精神的な影響を受ける部分で、嫌なことがあると眉の周辺はこわばってきます。「眉をひそめる」という言葉がいい例です。逆に、晴れやかな気持ちになることを「愁《しゅう》眉《び》を開く」といいます。固くなった眉周辺の筋肉をほぐして、“眉を開いて”いきましょう！

1 ✦ 額のドレナージュ　3セット

目頭の少し下に中指を当て、3〜6回気持ちいい程度の力で押す。指はそろえて。次に、額に両手をぴったりつけ、顔の輪郭に合わせて耳の前まで流す。

1

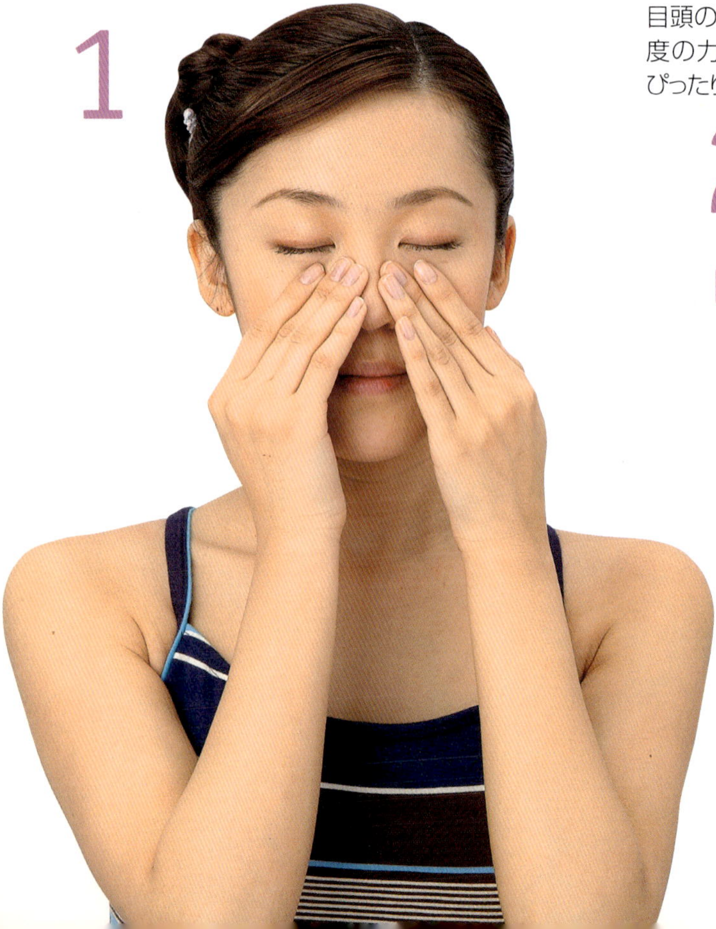

2 ▶

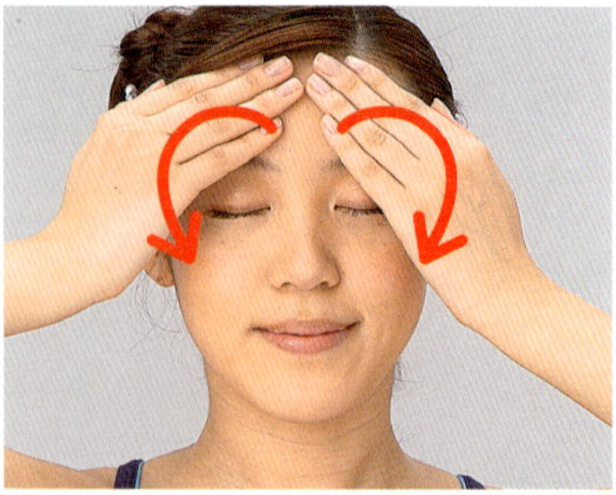

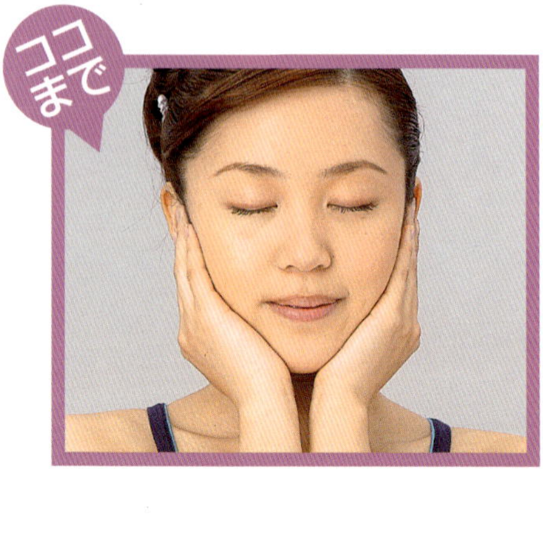

2✦ 眉上のドレナージュ

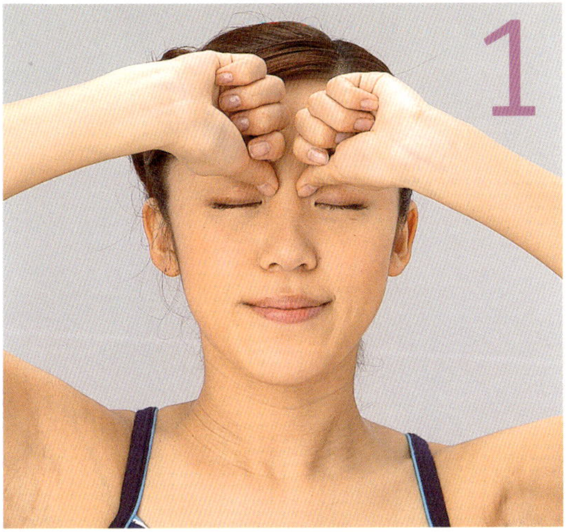

1回 親指で眉頭を押す。

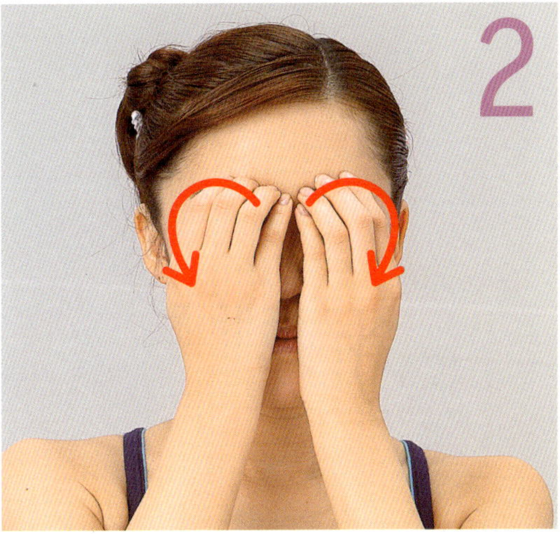

3回 指を軽く曲げ、眉の上に4指を沿わせて、耳の前まで流す。

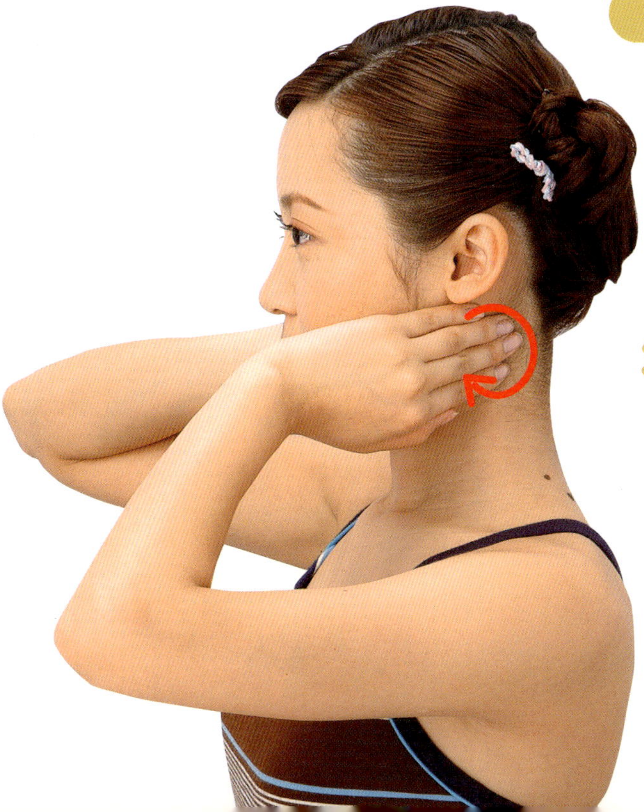

3✦ 首のペトリサージュ

首の付け根のくぼみに手を当て、4本の指をぐるぐるまわしてもむ。

不眠

眠りに入るためにも、エネルギーが必要です。疲れすぎていては眠れません。マッサージで心身の疲れを癒《いや》し、心配ごとや疲れてだるい部分に神経が集中しないようにしてあげましょう。このマッサージの鍵は腋《わき》。さまざまなセラピーの世界では、腋は“不眠のポイント”といわれています。

1 ✦ 腋下のドレナージュ　6回

片手を上げ、もう一方の手で腋をつかむ。4本の指を手前に引っ張ってくるようにして、腋の下へ流し込む。力強くやって。

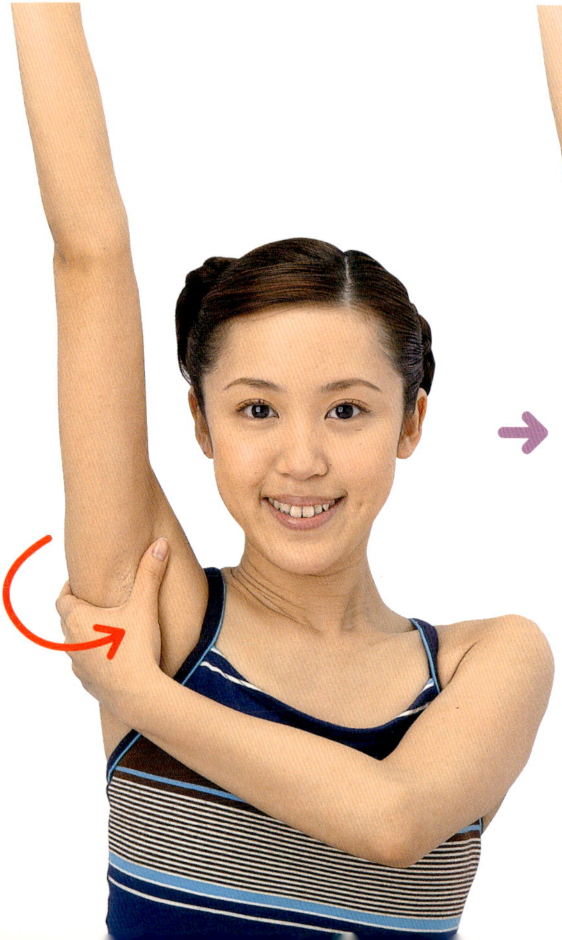

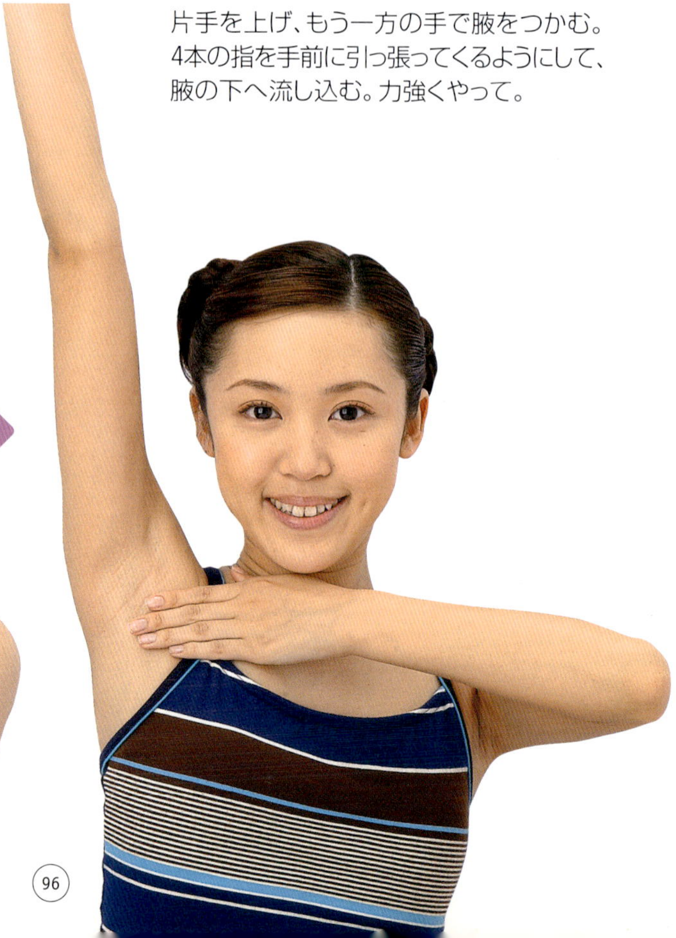

PLUS+1

腹式呼吸で体を睡眠モードに！

自律神経のひとつである副交感神経が働くと、体は休息状態になり、自然と眠りに入っていけます。副交感神経にスイッチを入れるためには、腹式呼吸がオススメ。お腹をふくらませて息を吸い込み、お腹を引っ込ませて息を吐き出しましょう。このとき、息を吐き出す時間を吸うときの倍の時間かけて、ゆっくり行なうのがコツです。

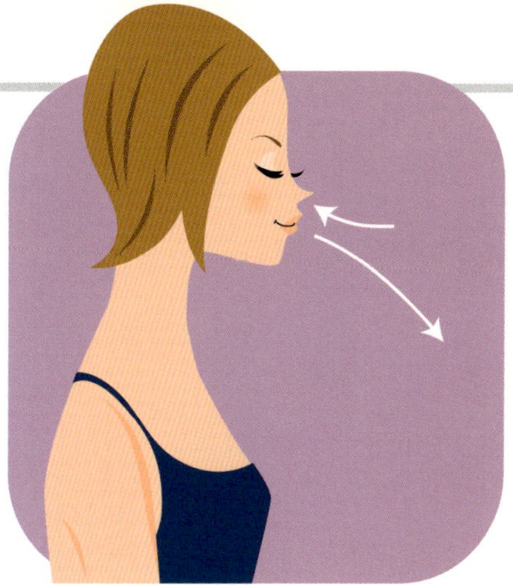

2✦ 足のドレナージュ

土踏まずに左右4本の指を当てる。土踏まずからくるぶしの外側を通って、アキレス腱に流し込むようになで上げる。

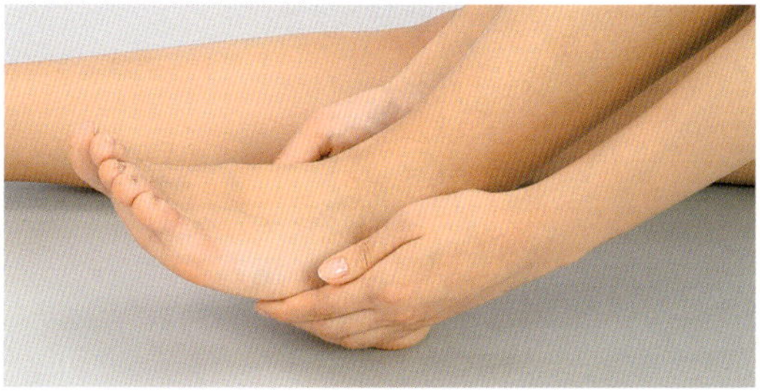

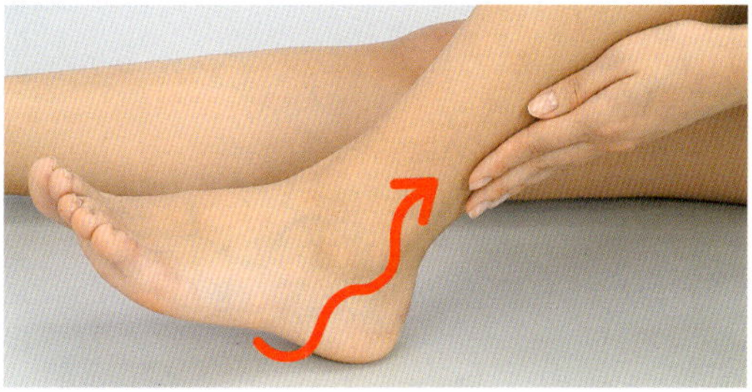

3✦ 鎖骨下のドレナージュ　6回

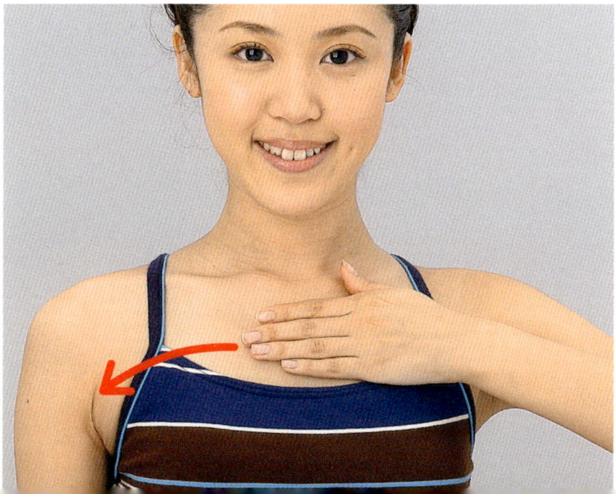

鎖《さ》骨《こつ》の下を体の中心から外側に向かって4本の指でさすり、腋の下へ流し込む。

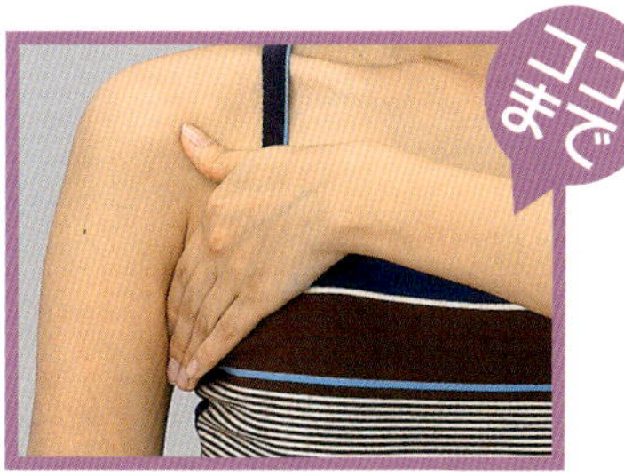

落ち込み

落ち込んでいるとき、脳内にはうつ状態に導く数々のホルモンが分《ぶん》泌《ぴつ》されています。頭と首をマッサージして血液やリンパの流れをよくし、脳内に酸素を送り込んであげましょう。落ち込みをもたらす脳内ホルモンと相反する作用をもつホルモンの分泌が促され、頭の中が晴れ晴れとします。

1 ✦ 後頭部のドレナージュ

6〜12回

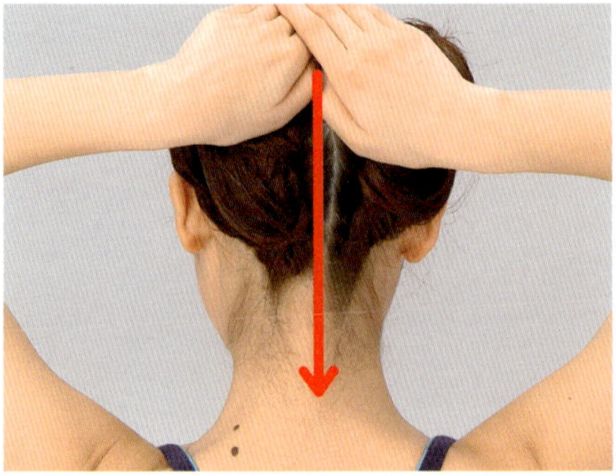

頭のてっぺんに両手を置き、首の付け根まで後頭部をなでおろす。指先を少し重ねて頭に密着させ、やさしくなでて。

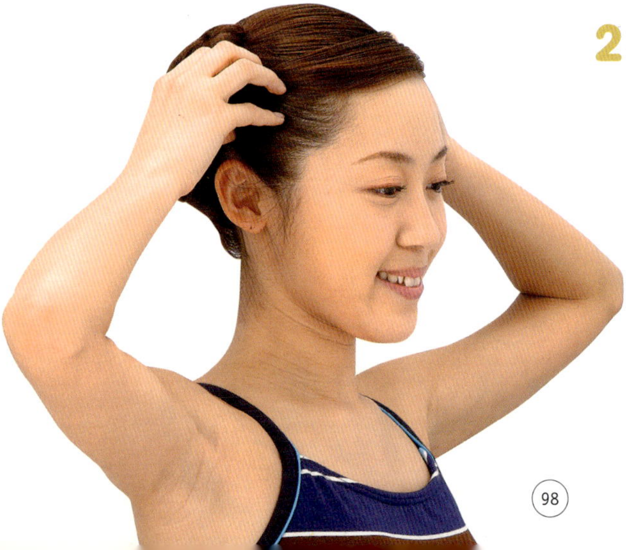

2 ✦ 側頭部のペトリサージュ

6回

指を軽く曲げ、側頭部の真ん中を円を描くようにグリグリもむ。落ち込んだり、疲れているときは、側頭筋が緊張してパンパンに張っているので、力を入れてやって。

3✦ 首のドレナージュ 各6回

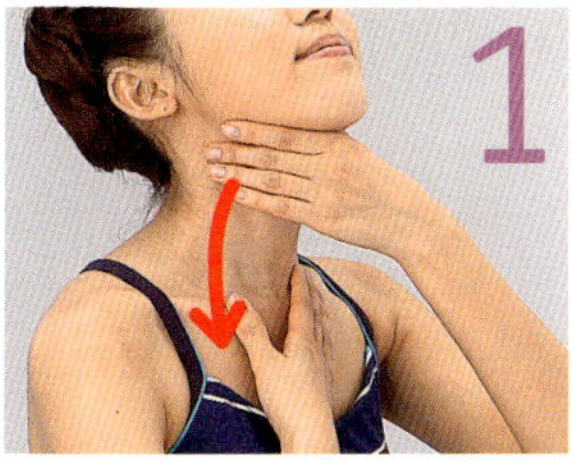

アゴを少し上げ、首前面を上から下へ両手で交互になでる。首の根元まできたら、少し手を広げる感じにして鎖骨《さこつ》へ流す。

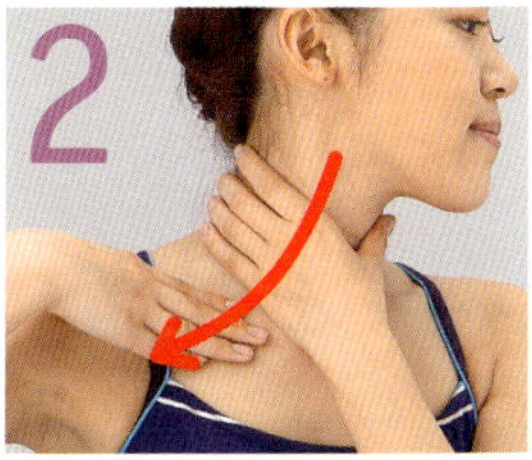

横を向いて、首のサイドを両手で交互に流す。反対側も同様に。

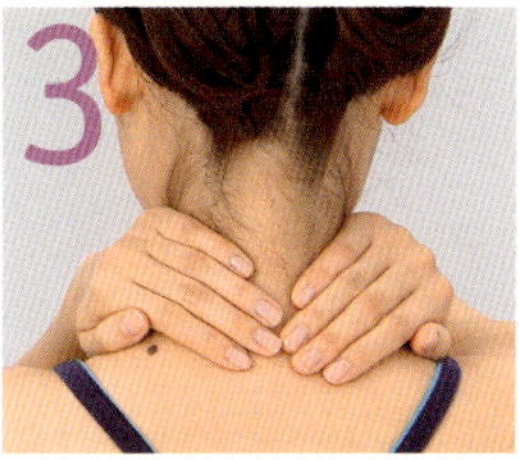

首に手を引っかけるように置き、前へ引いて鎖骨に流し込む。

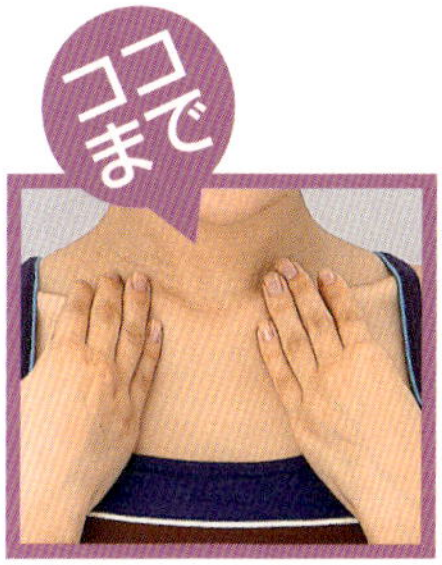

Partner ♡ Massage パートナーマッサージ

1✦ 背中のドレナージュ 6～12回

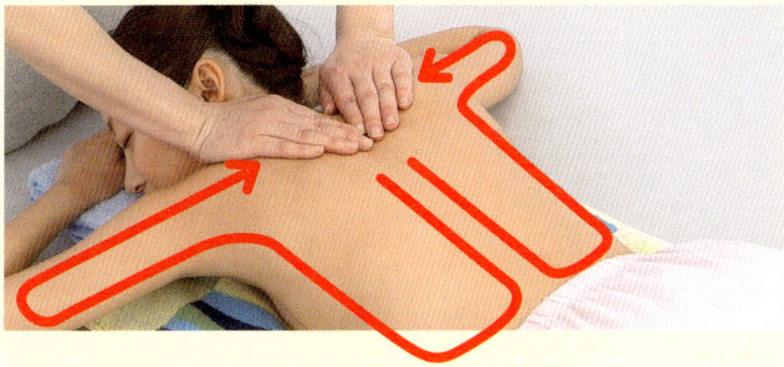

背骨に沿って腰までさすり、そのまま脇腹を通ってなで上げる。腕の付け根まできたら、腕を包むようにしてさすり、ひじから首に向かって腕の上部を手のひらでさする。一連の動作でスムーズに。

2✦ 腕のドレナージュ 左右各6回

手首を持って相手の手を引き上げる。もう一方の手で手首をつかみ、腕の内側をさするように意識してさすり、腋の下へ流し込む。相手のひじが曲がらないようにして。

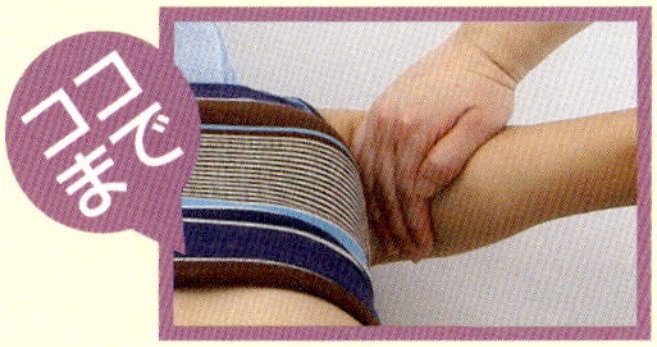

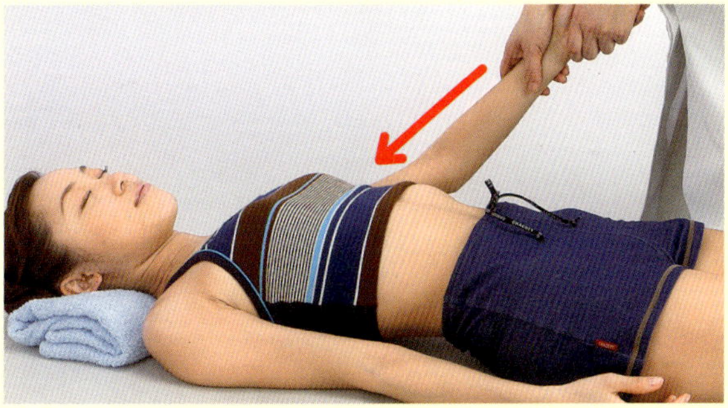

疲労回復

ストレスによって脳が影響を受けると、血管が収縮して血行が悪くなり、筋肉が緊張状態になります。その結果、リンパの流れも悪くなり、疲労物質がたまって首や肩のコリへと発展することに。精神的な疲労は、身体的な疲労も引き起こします。手のぬくもりによる癒《いや》しと老廃物の排出効果で、心身の疲れを取り除きましょう。

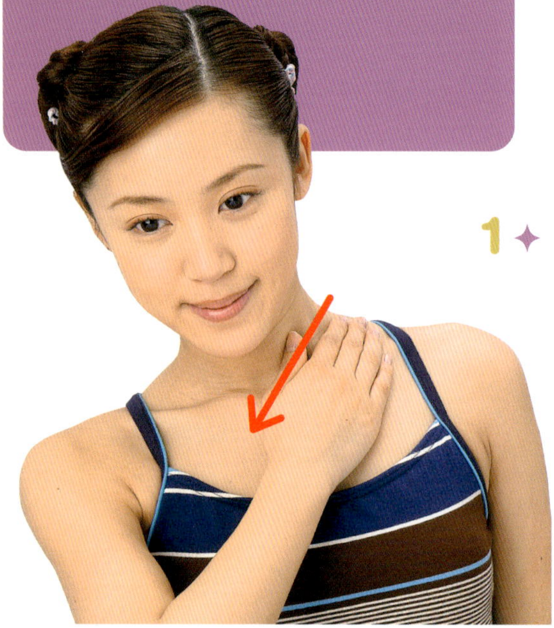

1✦ 鎖骨のドレナージュ

左右各6回

鎖骨《さこつ》の上を肩から内側に向かってなでる。

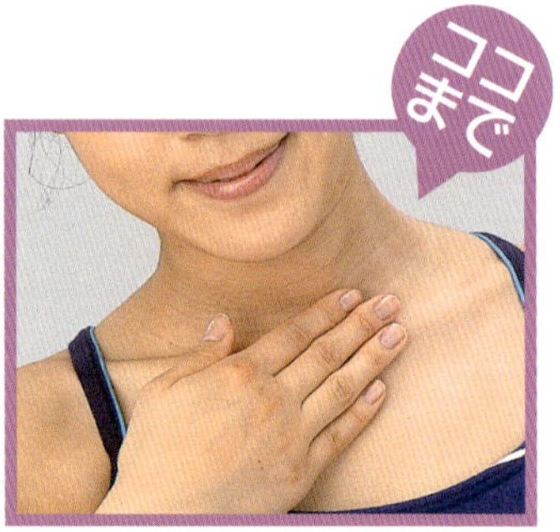

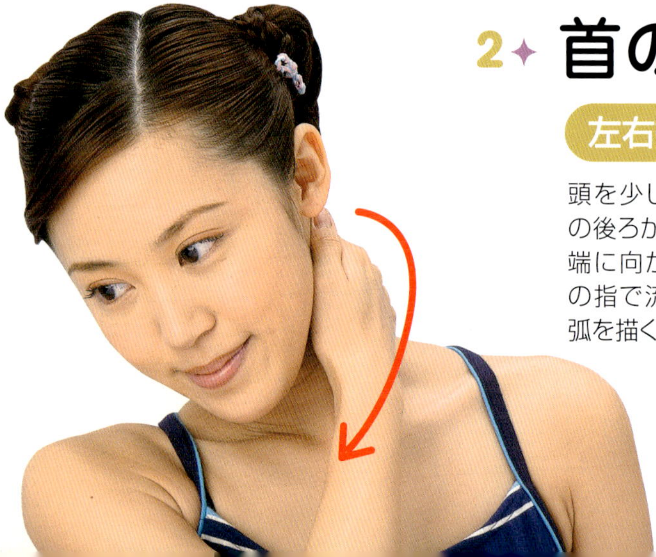

2✦ 首のドレナージュ

左右各6回

頭を少し傾け、耳の後ろから鎖骨の端に向かって4本の指で流す。少し弧を描くように。

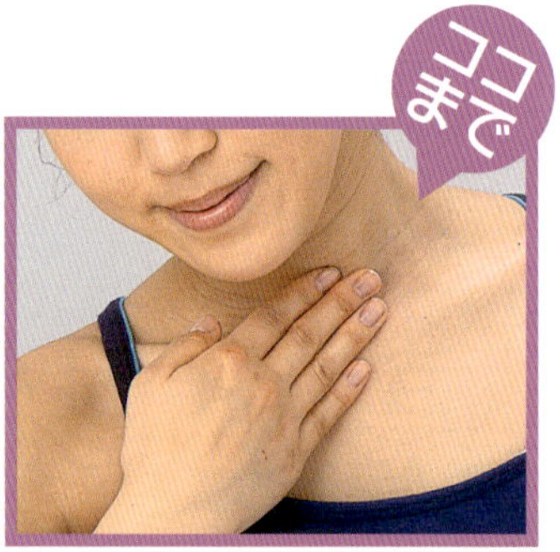

PLUS+1

半身浴で、心身の疲労を洗い流す

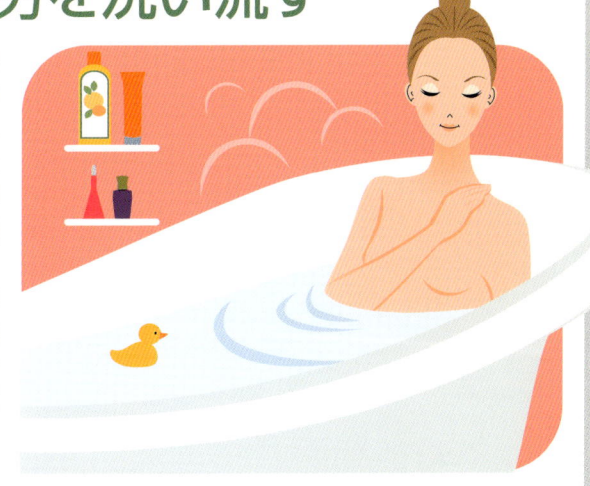

38～39度くらいのぬるめのお湯にみぞおちまで浸かる半身浴は、心臓への負担が少なく、血行促進やリラックス効果が得られるスグレもの。20～30分ほど浸かっているとじんわり汗が吹き出し、疲労物質の乳酸が排出されていきます。また、ぬるめのお湯は副交感神経を刺激し、精神的な疲労から解放。リンパの流れも促進され、一石三鳥、四鳥の効果が得られます。半身浴をするときは入浴前にコップ１杯の水を飲み、入浴中にも水分を補給。好きな香りの入浴剤やアロマテラピーの精油を入れるなどして香りを楽しめば、さらに効果がアップします。

3 ✦ 眉のペトリサージュ

3セット

眉の上下を親指と中指でつまむ。眉頭から眉尻まで4ヵ所。指を離すときに前にはじくようにして行なう。

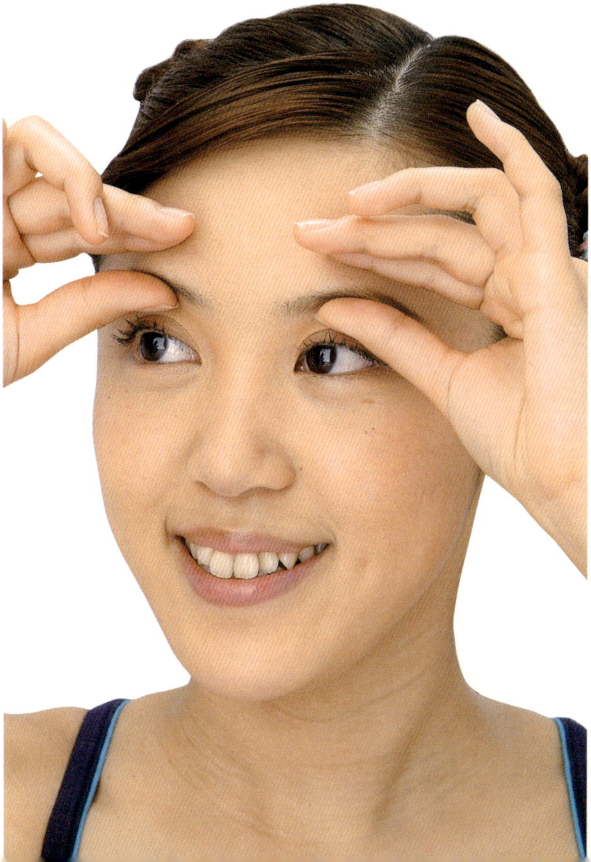

1✦ 背中のドレナージュ 6〜12回

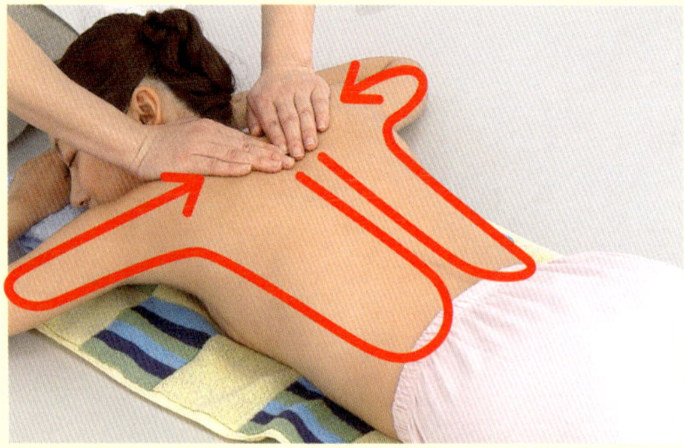

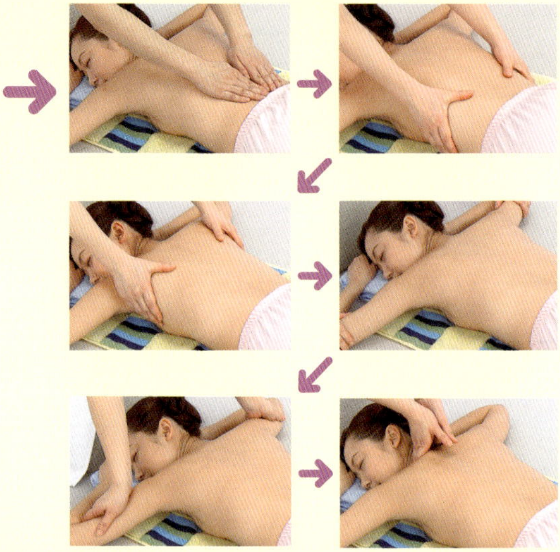

背骨に沿って腰までさすり、そのまま脇腹を通ってなで上げる。腕の付け根からひじまで腕を包むようにして流し、ひじから首に向かって腕の上部を手のひらでさする。一連の動作でスムーズに。

2✦ ウエストと腰のドレナージュ 6回

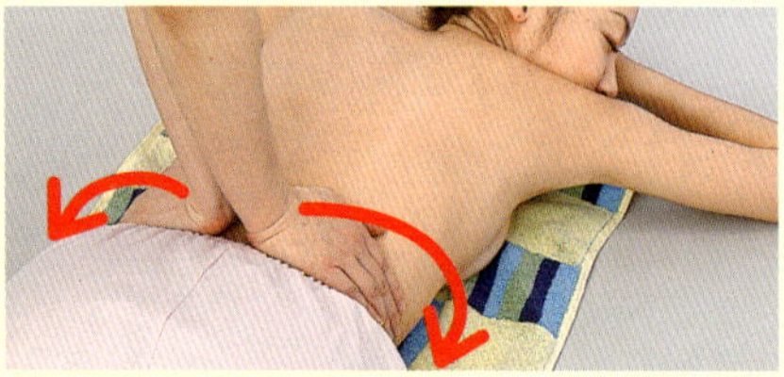

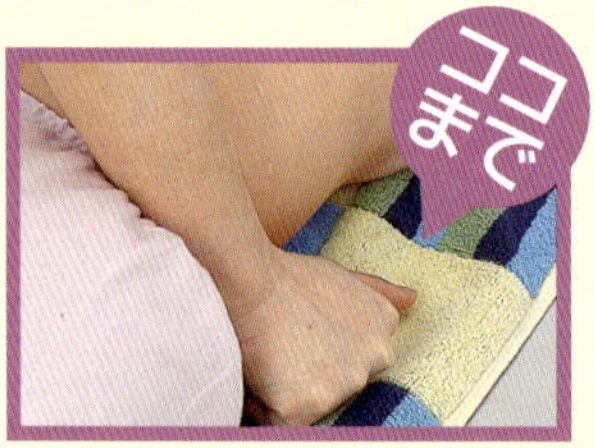

ウエストに両手を置いて、体重をかけて圧迫し、脇に向かって押し流す。このとき、指先が脇腹まできたら、指先はそこで止めて、手のひらだけをすべらせるように。腰も同様に。

3✦ 脚のポンパージュ 左右各2セット

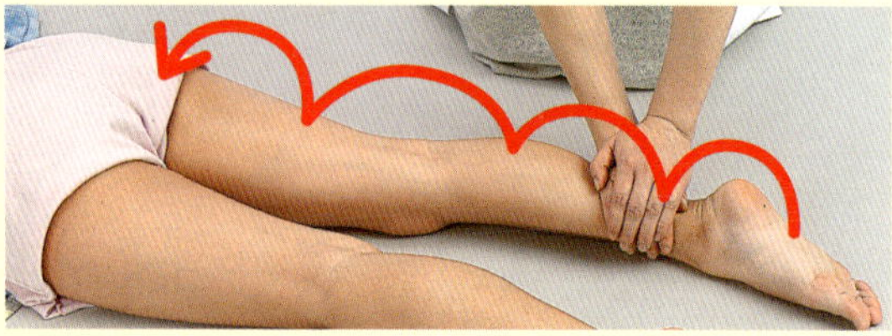

両手を重ねて、足裏→足首→ふくらはぎの一番高いところ→ももの真ん中→おしりとの境い目の順に圧迫する。

STAFF

編集✦村松千絵
執筆協力✦村橋倫美
デザイン✦大谷孝久（cavach）
カバーイラスト✦亀井洋子
本文イラスト✦小野塚綾子
ヘアメイク✦木村富貴子
写真✦平塚修二（日本文芸社）

衣装協力

✦チャコット（株）
〒150-0041　東京都渋谷区神南1-20-8
TEL:03-3476-1311
http://www.chacott-jp.com

✦ベネトン ジャパン（株）
〒150-0001　東京都渋谷区神宮前4-3-10
TEL:03-5474-7047

✦（株）オンワード樫山　フィールド／ドリーム
〒108-8439　東京都港区海岸3-14-11
TEL:03-5476-5281

撮影協力

✦エステティックサロン グラース
〒158-0083　東京都世田谷区奥沢5-24-2 JOハイツ301
TEL:03-3725-5506
http://salon-grasse.net

✦フィールド／ドリーム自由ヶ丘店
〒158-0083　世田谷区奥沢5-24-10 小野ビル
TEL:03-5726-2562

森柾秀美（もりまさひでみ）
理学博士
（株）トゥールビオン代表取締役
CIDESCOインターナショナルエステティシャン

フランス・アメリカなど海外とのエステティック交流をもち、日本においては独自のエステティックノウハウを構築。1995年に（株）トゥールビオン設立。エステティックコンサルテーションを中心に、全国よりプロのエステティシャンがこっそり学びにくる「虎の穴」のようなスクールを開設。講師を務めるほか、講演活動など広く活躍中。

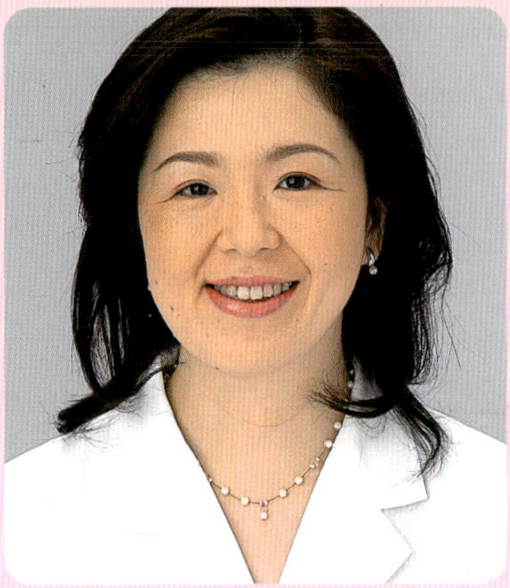

●本書でご紹介している化粧品のお問い合わせにつきましては下記にお願いします。

株式会社トゥールビオン　〒103-0007　東京都中央区日本橋浜町3-19-2日本橋ユウキビル7F
TEL 03-5614-7387　FAX 03-5614-7399
ホームページアドレス　http://www.tourbillon.co.jp

即効！ リンパマッサージ

著　者　森柾秀美
発行者　西沢宗治
ＤＴＰ　cavach
印刷所　玉井美術印刷株式会社
製本所　株式会社越後堂製本
発行所　株式会社 日本文芸社
〒101-8407　東京都千代田区神田神保町1の7
TEL.03（3294）8931【営業】　03（3294）8920【編集】
http://www.nihonbungeisha.co.jp
振替口座　00180-1-73081

Printed in Japan
ISBN4-537-20210-6
112030620−112050615Ⓝ10
編集担当／石井